现代中医系统疾病诊疗学

冯宁宁　编

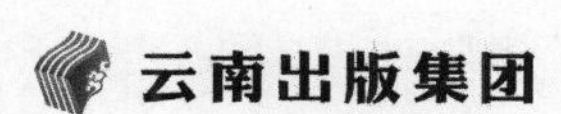

YNK 云南科技出版社

·昆　明·

图书在版编目(CIP)数据

现代中医系统疾病诊疗学 / 冯宁宁编. -- 昆明 : 云南科技出版社, 2020.7

ISBN 978-7-5587-2913-3

Ⅰ. ①现… Ⅱ. ①冯… Ⅲ. ①中医诊断学②中医治疗学 Ⅳ. ①R24

中国版本图书馆 CIP 数据核字(2020)第 128612 号

现代中医系统疾病诊疗学

XIANDAI ZHONGYI XITONG JIBING ZHENLIAOXUE

冯宁宁　编

责任编辑:张　磊
封面设计:张　叶
责任校对:秦永红
责任印制:蒋丽芬

书　　号:ISBN 978-7-5587-2913-3
印　　刷:云南出版印刷集团有限责任公司华印分公司
开　　本:787mm×1092mm　1/16
印　　张:8
字　　数:220 千字
版　　次:2020 年 7 月第 1 版
印　　次:2020 年 7 月第 1 次印刷
定　　价:88.00 元

出版发行:云南出版集团　　云南科技出版社
地　　址:昆明市环城西路 609 号
电　　话:0871-64170939

前　言

本书的编写，旨在全面、系统地阐述中医基础理论的基本内容及其理论渊源、历代沿革、临床应用和现代研究，并在总结多年来中医基础理论教学、科研及临床成果的基础上，进一步充实和丰富中医基础理论的内容，成为一部既能深入系统地发掘前人的理论和实践经验，汲取历代医家的学术精华，又能反映国内外现代研究成果，具有一定深广度、内容全、体例新、论理深、文献精、实用性强等特点的学科书籍。

全书主要以文字叙述为主，言简意赅，辞约意丰，简洁易懂。本书的特点是：①科学性强，章节编排符合科学的临床思维过程，撰写内容阐述有据；②先进性强，本书总结归纳了国际上中医疾病研究的较新观点及内容；③系统性强，书中内容包括中医疾病最基本的诊疗技术，以及各个疾病的基础临床预防健康教育。

本书的编写离不开吸收继承国内外前辈与同道们许多宝贵经典的理论与经验，在此表示崇高的谢意！

由于当前医疗科技迅速发展，限于编者的学术水平与临床经验，书中疏漏与不足之处，恳请各位同道以及广大读者不吝赐教，惠予匡正。

目　录

第一章　针灸推拿的中医理论基础

第一节　阴阳学说

一、阴阳学说的主要内容

阴阳是中国古代哲学的基本范畴。阴阳学说认为:世界是物质的,物质世界是在阴阳二气的相互作用下滋生、发展和变化着的。阴阳学说是中医学的生理、病理、诊断和治疗等方面的理论基础,影响着中医学的形成和发展,指导着临床医疗实践。

(一)基本概念

阴阳,是对自然界相互关联的某些事物和现象对立双方的概括,它既可以代表两个相互对立的事物,也可以代表同一事物内部所存在的相互对立的两个方面。阴阳是指日光的向背。向日为阳,背日为阴。古人在长期生活实践中,注意到自然界存在着许多既密切相关,又属性相对的事物或现象,如寒与热、明与暗、动与静等。阴阳是用来分析、认识一切事物或现象的特点及其相互关系的。因此,阴阳是既抽象又规定了具体属性的哲学范畴。具有普遍性,相关性和相对性的属性。

(二)阴阳的属性特征

古人从“向日”、“背日”这一原始的阴阳涵义展开,认为:凡是运动的、外在的、上升的、温热的、明亮的、无形的、兴奋的、功能亢进的属“阳”;凡是相对静止的、内在的、下降的、寒冷的、晦暗的、有形的、抑制的、功能减退的属“阴”。

(三)阴阳之间的相互关系

阴阳学说的核心是阐述阴阳之间的相互关系,并通过这些关系来认识自然界万物生长、发展和变化的内在机制及规律。阴阳之间的关系是错综复杂的,其主要表现在以下几个方面。

1.阴阳的对立制约　阴阳的对立制约又称阴阳相反。一方面指阴阳属性都是对立的、矛盾的,另一方面则是指在相互对立的基础上,阴阳还存在着相互制约的关系,对立的阴阳双方相互抑制,相互约束,表现出阴阳平衡、阴强则阳弱、阳胜则阴退等错综复杂的动态联系。

2.阴阳的互根互用　古人称为阴阳相成,一是指凡阴阳皆相互依存、互为根本的关系,即阴和阳的任何一方都不能脱离对方而单独存在,阴阳双方互为另一方存在的前提条件。如热为阳,寒为阴,没有热,也就无所谓寒,阳(热)依阴(寒)而存,阴(寒)依阳(热)而在。二是指在相互依存的基础上,在一定范围内,双方表现出相互间不断滋生、助长、互用的特点。

3.阴阳的消长平衡　消,即减少、消耗;长,即增多、增长。阴阳的消长是指在某一事物中,阴阳双方相对或绝对的增多、减少变化,并在这种“阴消阳长”、“阳消阴长”或“阴阳俱长”或“阴阳俱消”的变化中维持着相对的平衡,从而达到“阴平阳秘”的生理状态。如果阴阳的相对平衡被破坏,形成阴阳的偏盛或偏衰,导致阴阳的消长失调,就会出现疾病的发生。

4.阴阳的相互转化　阴阳的相互转化是指阴阳对立的双方在一定的条件下,可以向其各自相反的方向转化,即阴可以转化为阳,阳也可以转化为阴。当阴阳消长过程发展到一定程度,超越了阴阳正常消长变化的限度(阈值),事物必然向其相反的方向转化。阴阳的转化,必须具备一定的条件,故有:"重阴必阳,重阳必阴","寒极生热,热极生寒"之说。

二、阴阳学说在中医学中的应用

阴阳学说促进了中医学理论体系的形成,并贯穿于中医学理论的各个领域,用来说明人体的组织结构、生理功能、病理变化,指导养生保健和临床的诊断、治疗与疾病的预防。

(一)说明人体的组织结构

《素问·宝命全形论》说:"人生有形,不离阴阳"。人体组织结构的上下、内外、表里、前后各部分以及内脏之间,无不包含着阴阳的对立统一。如:上部为阳,下部为阴;体表为阳,体内为阴。背为阳,腹为阴。外侧为阳,内侧为阴。皮肤在外为阳,筋骨在内为阴。六腑为阳,五脏为阴。五脏之间,心、肺为阳,肝、脾、肾为阴。具体到某一脏器还可继续再划分阴阳,如心有心阴、心阳之分,肾有肾阴、肾阳不同等。

(二)说明人体的生理功能

人体的正常生命活动是阴阳双方保持着对立统一的协调关系的结果。使机体内环境具有的相对稳定性和对外环境的适应性,从而维持着人体正常的生理功能和健康。如果阴阳不能相互为用而分离,人体就要患病,甚至死亡。所以说:"阴平阳秘,精神乃治;阴阳离决,精气乃绝"。

(三)说明人体的病理变化

中医把疾病的产生及其病理过程,看成是各种原因引起的机体内部阴阳偏盛或偏衰的过程,即阴阳失调。疾病的发生、发展取决于正气和邪气两方面因素的相互作用。正气是指整个机体对疾病的抵抗能力;邪气是指各种致病因素。二者均可用阴阳的属性来划分,用阴阳的消长失调来概括说明。正气包括阴液和阳气两部分;邪气也有阴邪和阳邪之分,如六淫致病因素中的寒、湿为阴邪,风、暑、热(火)、燥为阳邪。疾病的过程就是正邪斗争的过程,结果是引起机体的阴阳失调,概括起来主要有以下四类。

1.阴阳偏盛(胜)　所谓阴阳偏盛,是指阴或阳任何一方高于正常水平、过于亢盛的病变。根据阴阳动态平衡的原理,一方太盛必然导致另一方的损伤。故有"阳盛则热,阴盛则寒"之说,即阳邪亢盛所致的疾病性质是热证;阴邪亢盛所致的疾病性质是寒证。

2.阴阳偏衰　阴阳偏衰,是指阴虚或阳虚,使阴或阳某一方低于正常水平的病变。所谓"阳虚则寒,阴虚则热"是说由于人体的阳气不足.导致寒由内生;而人体的阴液不足,所致的疾病性质为(虚)热证。阴虚则热与阳虚则寒所形成的病症属虚证。

3.阴阳互损　即阴阳任何一方虚损到一定程度,都会导致另一方的不足。阳虚到一定程度时,不能化生阴液,出现阴虚的现象,称为"阳损及阴";阴虚到一定程度时,不能化生、滋养阳气,出现阳虚的现象,称为"阴损及阳"。

4.阴阳的转化　人体阴阳失调而出现的病理现象,还可在一定条件下,向着各自相反的方向转化。阴证可以转化为阳证,阳证可以转化为阴证。故《素问·阴阳应象大论》中指出:"重阴必阳,重阳必阴","重寒必热,重热必寒"。

(四)用于疾病的诊断

人体产生疾病的本质是阴阳失调。因此,阴阳学说用于疾病的诊断,就是运用阴阳来归纳疾病的各种征象,概括说明病变的部位、性质及各种症候的属性,为中医辨证总的纲领。故《素问·阴阳应象大论》中说:"善诊者,察色按脉,先别阴阳。"

(五)用于疾病的治疗

由于疾病发生的本质是阴阳失调,所以中医治疗的基本原则是调整阴阳,补其不足、泻其有余,恢复阴阳的相对平衡。包括确定治疗原则、归纳药物性能和具体运用。

1.确定治疗原则

(1)阴阳偏盛,损其有余:阴或阳的一方偏盛、亢奋,病理变化的关键是邪气盛,且尚未导致正气不足,此时属单纯的实证,故治疗时损其有余,也称“实者泻之”。

(2)阴阳偏衰,补其不足:阴或阳的一方虚损、不足,即病理变化的关键是正气虚,故治疗时补其不足,也称“虚则补之”。如果阴阳两虚,则应阴阳双补;若邪盛正虚,则应泻补兼施。

2.归纳药物性能　药物有阴阳属性的区别。中医将药物的“四气”“五味”和“升降浮沉”归纳为阴阳两种属性。

第二节　五行学说

五行学说属我国古代哲学的范畴。它认为宇宙间的一切事物都是由木、火、土、金、水五种物质所构成。事物的发展变化都是这五种物质不断运动和相互作用的结果。将这五种物质的属性和相互间的“生、克、乘、侮”规律,运用到中医学领域,阐述人体脏腑的生理、病理及其与外在环境的相互关系,从而指导临床诊断和治疗。

一、五行学说的主要内容

(一)基本概念

五行学说是指自然界的一切事物都是由木、火、土、金、水五种物质构成的,并以这五种物质的特性为基础,对自然界的事物、现象加以抽象、归纳、推演,用以说明物质之间的相互滋生、相互制约,不断运动变化,从而促进事物发生、发展规律的学说。

(二)五行的特性

水具有滋润、下行的特性,凡具有润泽、寒凉、向下特性的事物或现象归属于水;火具有炎热、向上的特性,凡具有温热、升腾特性的事物或现象归属于火;木具有伸展、能曲能伸的特性,凡具有升发、伸展、易动特性的事物或现象归属于木;金具有能柔能刚、变革、肃杀的特性,凡具有清静、沉降、变革、肃杀、收敛特性的事物或现象归属于金;土具有生长、生化的特性,凡具有长养、变化、承载特性的事物或现象归属于土。

(三)事物的五行归类

五行学说对事物属性的归类推演,是以天人相应为指导思想,以五行为中心,将自然界的各种事物和现象以及人体的脏腑组织、生理现象、病理变化做了广泛的联系和研究,按照事物的不同性质、作用与形态,分别归属于木、火、土、金、水“五行”之中,借以阐述人体脏腑组织之间的生理、病理的复杂关系,以及人体与外界环境之间的相互关系。

1.直接归类法　肝之性喜舒展而主升,故归属于木;心推动血液运行,温煦全身,故归于火;脾主运化,为机体提供营养物质,故归于土;肺主宣肃而喜清洁,故归于金;肾主水而司封藏,故归于水。

2.间接推断演绎法　肝属木,肝与胆相表里,肝主筋,肝开窍于目,所以胆、筋、目等便随肝属木而被纳入木;心属火,心与小肠相表里,心主脉,心开窍于舌,故小肠、脉、舌等也被归于火等。

用五行的特性对事物属性进行归类,并不是说事物属性就是木、火、土、金、水本身。如木具有升发、伸展的特性,肝归属于木,是指肝具有疏通、舒展、调达、升发的特性,而且说明了肝与其他脏腑组织器官、情志及自然界多种事物或现象在属性上的某些内在的联系。

（四）五行的生克乘侮关系

1.相生　所谓“相生”，是指五行中某一行事物对另一行事物具有促进、助长和滋生的作用。五行相生的次序是：木生火，火生土，土生金，金生水，水生木。

2.相克　相克也称“相胜”，是指五行中某一行事物对另一行事物具有抑制、约束、削弱等作用。次序是：木克土，土克水，水克火，火克金，金克木。

3.相乘　相乘即乘虚侵袭，也就是相克太过，超越了正常的制约关系。如正常情况下木克土，它们维持着相对平衡状态，当木过度亢盛，或由于土本身不足，木因土虚而乘之，木对土的克制就会超过正常水平，二者间正常的制约关系遭到破坏。

4.相侮　相侮即恃强凌弱之意。如正常情况下，金克木，当木过度亢盛，金不仅不能制约木，反而被木所克制；或由于金本身虚弱，木因其虚而反侮金。相侮的次序与相克相反。

二、五行学说在中医学中的应用

五行学说在中医学中不仅用于理论上的阐释，而且也具有指导临床诊疗工作的实际意义。

（一）说明人体五脏的生理功能

木性曲直，枝叶条达，具有向上、向外、生长、舒展的特性；而肝喜条达舒畅，恶抑郁遏制，肝主疏泄，所以肝性属木。火性温热，其势炎上，具有蒸腾、炎热的气势；而心“禀阳气”，所以心性属火。土性敦厚，具有生化万物的特性；脾运化水谷，营养机体，所以说脾是气血生化的源泉，故脾性属土。金性清肃、收敛；而肺也具有清肃之性，肺气具有肃降功能，所以肺性属金。水性润下，有寒润、下行、闭藏的特性；而肾主闭藏，有藏精、主水等功能，所以肾性属水。

（二）说明人体脏腑间的相互关系

五脏的功能是互相联系的。运用五行生克制化的理论可说明脏腑生理功能的内在联系。

1.五脏相互滋生　肝藏血以济心之阴血，故肝生心（木生火）；心阳温煦有助脾之运化，故心生脾（火生土）；脾运化精微上输于肺，故脾生肺（土生金）；肺金清肃下行以助肾纳气、主水，故肺生肾（金生水）；肾藏精以滋养肝之阴血，故肾生肝（水生木）等。

2.五脏相互制约　肝之疏泄可以疏达脾气，令其不致壅塞，以助脾之运化，故肝制约脾（木克土）；脾之健运可以防止肾水泛滥，故脾制约肾（土克水）；肾水滋润上乘可防心火之亢烈，故肾制约心（水克火）；心阳温煦可防止肺金清肃太过，故心制约肺（火克金）；肺的肃降可防止肝之升发太过，故肺制约肝（金克木）等。

（三）说明人体脏腑间的病理影响

1.相生（母子）关系的转变　包括“母病及子”和“子病犯母”两个方面。

（1）母病及子：如肾属水，肝属木，水能生木，故肾为母脏，肝为子脏，若肾病及肝，即是母病及子。

（2）子病犯母：又称“子盗母气”，是指疾病的传变从子脏传及母脏。如肝属木，心属火，木能生火，故肝为母脏，心为子脏。心病及肝，即是子病犯母。

2.乘侮（相克）关系的转变　包括相乘和相侮（即反侮）两个方面。

（1）相乘是相克太过为病：一种是由于一方的力量过强，而致被克的一方受到过分克伐；另一种是由于被克的一方本身虚弱，不能承受对方的克伐，从而出现克伐太过的病理现象。如以木和土的相克关系而言，前者称为“木乘土”，后者称为“土虚木乘”。

（2）相侮即反克而致病：一种是由于一方太盛，不仅不受克已的一方所克制，而且对克己的一方进行反克；另一种是由于一方的虚弱，丧失克制对方的能力，反而受到被克一方的克制，从而也导致反克的病理现象。

（四）指导疾病的诊断和治疗

当内脏病变导致功能紊乱和相互关系失调时，可以反映到体表相应的组织器官，出现色泽、声音、形态、脉象等多方面的异常变化。根据五行归属及生克乘侮变化规律对病情做出判断。并运用生克制化乘侮规律，指导临床治疗，通过调整脏腑间的相互关系达到控制疾病转变的目的。

第二章 内科常见疾病

第一节 感 冒

感冒是由于感受触冒风邪，邪犯肺卫而出现的以鼻塞、流涕、喷嚏、咳嗽、头痛、恶寒、发热、全身不适、脉浮为主要临床表现的疾病。全年均可发病，尤以冬春季多见。主要由于正气不足，机体卫外功能低下，风寒、风热、暑湿等外邪乘虚由皮毛、口鼻而入，引起营卫失调、肺气失宣所致。西医学的上呼吸道感染属于本病的范畴。

一、辨证

本病以恶寒发热、鼻塞、流涕、头痛、咳嗽、脉浮为主要症状，临床根据感受外邪的性质不同分为风寒感冒、风热感冒和暑湿感冒。

（一）风寒感冒

恶寒重，发热轻，或不发热，无汗，鼻塞，流清涕，咳嗽，咯痰液清稀，肢体酸楚，苔薄白，脉浮紧。

（二）风热感冒

微恶风寒，发热重，有汗，鼻塞，流浊涕，咯痰稠或黄，咽喉肿痛，口渴，苔薄黄，脉浮数。

（三）暑湿感冒

身热不扬，汗出不畅，肢体酸重，头痛如裹，胸闷纳呆，口渴不欲饮，苔白腻，脉濡。

二、治疗

（一）针灸治疗

治则：祛风解表。以手太阴、手阳明经及督脉穴位为主。

主穴：列缺、合谷、大椎、太阳、风池。

配穴：风寒感冒者，加风门、肺俞；风热感冒者，加曲池、尺泽、鱼际；暑湿感冒者，加阴陵泉。体虚者，加足三里；鼻塞流清涕者，加迎香；咽喉疼痛者，加少商；全身酸楚者，加身柱；高热惊厥者，三棱针点刺水沟、十宣。

操作：主穴用毫针泻法。风寒感冒，大椎行灸法；风热感冒，大椎行刺络拔罐。配穴中足三里用补法或平补平泻法，少商、委中用点刺出血法，余穴用泻法。

方义：感冒为外邪侵犯肺卫所致，太阴、阳明互为表里，故取手太阴、手阳明经穴列缺、合谷以祛邪解表。督脉主一身之阳气，温灸大椎可通阳散寒，刺络出血可清泻热邪。风池为足少阳经与阳维脉的交会穴，“阳维为病苦寒热”，故风池既可疏散风邪，又可与太阳穴相配而清利头目。

（二）推拿治疗

治则：祛风解表。以手太阴、手阳明、足太阳经及督脉穴位为主。

取穴：印堂、攒竹、太阳、百会、迎香、大椎、曲池、合谷、风池、肩井等。

手法：一指禅推法、抹法、按揉法、拿法、扫散法。

操作：患者坐位，沿两眼眶呈“∞”字形在印堂、攒竹、太阳等穴施以一指禅推法；印堂至神庭、印堂至太阳、迎香至鼻根施以抹法(分推法);百会、迎香、大椎穴施以按揉法;曲池、合谷、风池、肩井穴施以拿法;患者俯卧位,于背部督脉、两侧膀胱经施以擦法,透热为度。

风寒感冒者,加两侧头颞部施以扫散法;风热感冒者,加太阳、外关穴施以按揉法;暑湿感冒者,加脾俞、胃俞、内关、足三里穴施以按揉法。

(三)其他治疗

1.拔罐　选大椎、身柱、大杼、肺俞,拔罐后留罐 15min 起罐,或用闪罐法。本法适用于风寒感冒。风热感冒者可用刺络拔罐法。

2.耳针　选肺、内鼻、屏尖、额,用中、强刺激。咽痛加咽喉、扁桃体,毫针刺。

第二节　咳　嗽

咳嗽是肺系疾病的主要症状之一。"咳"指有声无痰,"嗽"指有痰无声。临床一般声、痰并见,故统称咳嗽。根据病因可分为外感咳嗽和内伤咳嗽两大类。外感咳嗽是外感风寒、风热之邪,使肺失宣降,肺气上逆而致。内伤咳嗽多为脏腑功能失调所致,如肺阴亏损,失于清润;或脾虚失运,聚湿生痰,上渍于肺,肺气不宣;或肝气郁结,气郁化火,火盛灼肺,阻碍清肃;或肾失摄纳,肺气上逆,均可导致咳嗽。

西医学的上呼吸道感染、急慢性支气管炎、支气管扩张、肺炎、肺结核等的咳嗽症状属于本病范畴。

一、辨证

本病以咳嗽为主要症状,临床根据病因的不同分为外感咳嗽和内伤咳嗽。

(一)外感咳嗽

咳嗽病程较短,起病急骤,多兼有表证。

1.外感风寒　咳嗽声重,咽喉作痒,咯痰色白、稀薄,头痛发热,鼻塞流涕,形寒无汗,肢体酸楚,苔薄白,脉浮紧。

2.外感风热　咳嗽气粗,咯痰黏稠、色黄,咽痛,或声音嘶哑,身热头痛,汗出恶风,舌尖红,苔薄黄,脉浮数。

(二)内伤咳嗽

咳嗽起病缓慢,病程较长,可兼脏腑功能失调症状。

1.痰湿侵肺　咳嗽痰多色白,呈泡沫状,易于咯出,脘腹胀闷,神疲纳差,舌淡苔白腻,脉濡滑。

2.肝火灼肺　气逆咳嗽,阵阵而作,面赤咽干,目赤口苦,痰少而黏,不易咯吐,引胁作痛,舌边尖红,苔薄黄少津,脉弦数。

3.肺阴亏损　干咳,咳声短促,以午后黄昏为剧,少痰,或痰中带血,潮热盗汗,形体消瘦,两颊红赤,神疲乏力,舌红少苔,脉细数。

二、治疗

(一)针灸治疗

1.外感咳嗽

治则:疏风解表,宣肺止咳。以手太阴经穴为主。

主穴:肺俞、中府、列缺。

配穴：外感风寒者，加风门、合谷；外感风热者，加大椎。

操作：毫针泻法，风热可疾刺，风寒留针或针灸并用，或针后在背部腧穴拔罐。中府、风门、肺俞等背部穴不可深刺，以免伤及内脏。

方义：咳嗽病变在肺，按俞募配穴法取肺俞、中府以理肺止咳、宣肺化痰；列缺为肺之络穴，可散风祛邪，宣肺解表。

2.内伤咳嗽

治则：肃肺理气，止咳化痰。以手、足太阴经穴为主。

主穴：肺俞、太渊、三阴交、天突。

配穴：痰湿侵肺者，加丰隆、阴陵泉；肝火灼肺者，加行间；肺阴亏虚者，加膏肓。

操作：主穴用平补平泻法，可配用灸法。

方义：内伤咳嗽易耗伤气阴，使肺失清肃，故取肺俞调理肺气；太渊为肺经原穴，可肃肺、理气、化痰；三阴交可疏肝健脾，化痰止咳；天突为局部选穴，可疏导咽部经气，降气止咳。四穴合用，共奏肃肺理气、止咳化痰之功。

（二）推拿治疗

治则：外感咳嗽祛邪利肺；内伤咳嗽祛邪止咳，扶正补虚。以手太阴、足太阳经穴位为主。

取穴：天突、膻中、中府、身柱、大杼、风门、肺俞、尺泽、外关、列缺、合谷、太渊等。

手法：一指禅推法、揉法、按法。

操作：患者取仰卧位，医者以中指揉天突、膻中、中府，每穴 1min；再以两拇指由胸骨剑突沿肋弓分推两胁肋部 5～10 遍。患者取俯卧位，用一指禅推法推身柱、大杼、风门、肺俞，每穴 1min。坐位，医者先用一指禅推法推尺泽、太渊穴 2～3min，然后按揉列缺、外关、合谷穴各 1～2min。

外感者，加按揉太阳和拿风池。内伤者，加膀胱经肺俞至脾俞诸穴连线的擦法，以透热为度。

（三）其他治疗

1.穴位注射　选定喘、大杼、风门、肺俞，用维生素 B_1 注射液或胎盘注射液，每次取 1～2 穴，每穴注入药液 0.5mL，选穴由上而下依次轮换，隔日 1 次。本法用于慢性咳嗽。

2.穴位贴敷　选肺俞、定喘、风门、膻中、丰隆，用白附子（16%）、洋金花（48%）、川椒（33%）、樟脑（3%）制成粉末。将药粉少许置穴位上，用胶布贴敷，每 3～4 天更换 1 次，最好在三伏天应用。亦可用白芥子、甘遂、细辛、丁香、苍术、川芎等量研成细粉，加入基质，调成糊状，制成直径 1cm 圆饼，贴在穴位上，用胶布固定，每 3 天更换 1 次，5 次为 1 疗程。

第三节　高　热

高热是一个常见症状，许多疾病中都可看到。一般以口腔温度超过 39℃的称之为高热。中医学所谓壮热、实热、日晡潮热等，均属高热范畴。本节主要介绍感受外邪所引起者。

本证可见于西医学的肺炎、流行性感冒、流行性乙型脑炎、中暑等多种疾病。

一、病因病机

本证与外感风热、外感暑热、疫毒侵袭、温邪入里等因素有关。

1.风热犯肺　外感风热，从口鼻或皮毛侵袭人体，肺失清肃，卫失宣散，郁而化热。

2.温邪内陷　温邪在表不解，内入气分，或内陷营血，邪正剧争，里热亢盛，蒸达于外。

3.暑热蒙心　外感暑热，内犯心包，邪正交争，里热炽盛。

4.疫毒熏蒸　外感疫毒，郁于肌肤，内陷脏腑，邪正交争，里热亢盛。

二、辨证

1.风热犯肺

证候：发热咳嗽，微恶风寒，头痛汗出，咽喉肿痛，口渴，咳黄粘痰，苔薄黄，脉浮数。

治法：疏散风热，清肃肺气。

2.温邪内陷

证候：邪在气分者，症见高热不恶寒反恶热，面红目赤，口渴饮冷，咳嗽胸痛，大便秘结，小便短赤，苔黄燥，脉洪数。邪在营血者，症见高热夜甚，烦躁不安，甚至神昏谵语，口燥不甚渴，或斑疹隐隐，或见衄血、便血、吐血等，舌红绛而干，脉细数。

治法：邪在气分者清热祛邪；邪在营血者清热凉血。

3.暑热蒙心

证候：高热，烦躁不安，口渴引饮，肌肤灼热，时有谵语，甚则神昏痉厥，舌红绛而干，脉洪数。

治法：清泄暑热，开窍醒神。

4.疫毒熏蒸

证候：高热，头面红肿热痛，咽喉腐烂肿痛，烦躁不安，或见丹痧密布肌肤，舌红，苔黄，脉数。

治法：清热解毒，泻火止痛。

三、治疗

（一）针灸治疗

1.风热犯肺

取穴：大椎、曲池、鱼际、合谷、外关、风池。

配穴：咽喉痛甚者，加少商点刺放血。

刺灸方法：针用泻法。

方义：风热犯肺，肺失清肃，故取诸阳之会大椎、手阳明经之合穴曲池解表清热。鱼际为肺经荥穴，配合谷泻肺热利咽喉。外关、风池疏风解表，清利头目。

2.温邪内陷

取穴：曲池、合谷、二间、内庭、大椎、曲泽、委中、内关。

配穴：热在营血神昏者，加中冲、少冲、水沟。斑疹吐衄便血者，加血海、膈俞。便秘者，加天枢、支沟。

刺灸方法：针用泻法。

方义：温热之邪伤及气分，多侵犯手足阳明经，故取曲池、合谷清泄热邪。二间、内庭分别为手足阳明经荥穴，善泻热邪。大椎为诸阳交会之所，取之以加强清热之力。若温热之邪内陷营血，加曲泽、委中点刺放血以清血分之热。内关清心除烦。配中冲、少冲、水沟泻热开窍。

3.暑热蒙心

取穴：曲池、合谷、大椎、曲泽、十二井穴、内关。

配穴：神昏者，加水沟、十宣。抽搐者，加太冲、阳陵泉。

刺灸方法：针用泻法。

方义：曲池、合谷为清热泻火的要穴，配诸阳之会大椎清泄暑热。曲泽为手厥阴之合穴，刺之出血，可清血热开心窍。十二井穴通于三阴三阳，调节阴阳，清热开窍。内关宣通三焦，清热宁神。

4.疫毒熏蒸

取穴：曲池、合谷、内庭、陷谷、曲泽、委中、外关。

配穴：咽喉肿痛者，加少商、商阳点刺放血。肌肤丹痧者，加膈俞、血海。

刺灸方法：针用泻法。

方义：曲池、合谷为清热泻火之要穴，配内庭、陷谷疏解肌肤郁热。曲泽、委中点刺放血，清血分之热。外关属三焦经，又是阳维脉的交会穴，可宣达三焦气机，兼有疏风清热、消肿止痛的作用。

(二)推拿治疗

取穴：太阳、风池、大椎、曲池、合谷等。

手法：一指禅推、抹、按、拿、擦等法。

操作：患者坐位，先用一指禅推法推项部膀胱经和风池、大椎、印堂、太阳。抹印堂至神庭、眼眶部、前额部，再点按百会、印堂、太阳、迎香。最后拿风池、肩井、曲池、合谷，重按承山，以加强发汗退热之效。

患者卧位，擦四肢(肘窝、腘窝)、背腰部。

(三)其他疗法

1.耳针　取耳尖、耳背静脉、肾上腺、神门，先在耳尖、耳背静脉用三棱针点刺出血，其余各穴用毫针强刺激，留针15～20min。

2.刮痧　在脊柱两侧和背俞穴及颈部、肩臂、肘窝、腘窝，用特制刮痧板或瓷汤匙蘸食油或清水刮至皮肤红紫色为度。

第四节　中　暑

中暑是指夏令在烈日下暴晒或在高气温、高湿度的特殊环境中发生的一种急性病证，以突然头昏出汗、发热口渴、胸闷心悸、四肢无力，甚至面色苍白、恶心呕吐、神昏抽搐为临床特征。本证又称中暍、中热、冒暑等，俗称发痧。产妇、年老体弱者、慢性疾病患者、内分泌疾病患者及肥胖之人，较易发生中暑。本证有明显的季节性，且与具体炎热环境有关。轻症中暑称伤暑，又分为阴暑和阳暑。中暑见神昏者称暑厥，兼见抽搐者称暑风，皆为重症。

中暑一证，中西医学名称相同。

一、病因病机

本证或因体质虚弱，或处盛夏或高温环境，暑热或暑湿秽浊之气乘虚侵袭而发病。

1.暑湿侵袭　暑多夹湿，侵犯人体，湿遏热伏；或素体阳虚，感受暑湿，热从寒化，气机被遏。

2.暑热炽盛　暑热燔灼，汗出不止，气阴两脱；燔灼肝经，引动肝风，内犯心包，蒙蔽心窍。

二、辨证

(一)轻症

证候：头昏头痛，心烦胸闷，口渴多饮，全身疲软，汗多发热，面红，舌红，苔黄，脉浮数，此为阳暑。精神疲惫，肢体困倦，头昏嗜睡，胸闷不畅，多汗肢冷，微有畏寒，恶心呕吐，渴不欲饮，舌淡，苔黄腻，脉濡细，此为阴暑。

治法：清暑解表，和中化湿。

（二）重症

证候：暑厥可见神志不清，烦躁不安，高热无汗，体若燔炭，胸闷气促，舌红，苔燥无津，脉细促。暑风还可见到手足抽搐或痉挛，角弓反张，牙关紧闭，皮肤干燥，唇甲青紫等。

治法：清暑泄热，开窍熄风。

三、治疗

（一）针灸治疗

1.轻症

取穴：大椎、合谷、内庭、内关、足三里。

配穴：热甚者，加曲泽、委中。头痛者，加头维、太阳。恶心呕吐者，加中脘。

刺灸方法：阳暑针用泻法，阴暑针用平补平泻法。

方义：大椎、合谷、内庭并用！清泄暑热。内关是心包经之络穴，又通于阴维，阴维行于腹里，分布于胃、心、胸之间，有宽胸理气、和胃降逆的功效。足三里益气扶正，和中化湿，以防暑邪内犯。

2.重症

取穴：十宣、百会、水沟、曲泽、委中、曲池、阳陵泉。

配穴：角弓反张、抽搐者，加风府、太冲、承山、三阴交。牙关紧闭者，加颊车。烦躁不安者，加四神聪。

刺灸方法：针用泻法，十宣、曲泽、委中刺络出血。

方义：十宣点刺出血，以泄热开窍醒神。百会、水沟为急救要穴，共奏开窍之效。曲泽、委中用三棱针刺其浮络出血，有清营凉血之功。曲池泄热止痉。阳陵泉熄风止痉，舒筋通络。

（二）推拿治疗

取穴：水沟、百会、印堂、合谷、膻中、内关等。

手法：推、按、揉、掐、拿、击法。

操作：患者仰卧位，推印堂、眉弓，按揉膻中、内关、曲池、足三里。患者坐位或侧卧位，拿风池，按揉大椎。

重症者，掐水沟，掌击百会，然后重拿合谷。小腿痉挛者，加按揉阳陵泉、承山。

（三）其他疗法

耳针：取皮质下、肾上腺、心、枕、耳尖，毫针强刺激，捻转 5min，留针 30min，也可采取耳尖放血法。

第五节　哮　喘

哮喘是一种常见的反复发作性疾病。哮与喘均有呼吸急促的表现，但症状略有不同，哮以呼吸急促，喉间有哮鸣音为特征；喘以呼吸困难，甚则张口抬肩为特征。临床上二者常同时并见，其病因病机亦大致相同，故合并叙述。本病一年四季均可发病，尤以寒冷季节和气候急剧变化时发病较多。偏嗜咸味、肥腻或进食虾蟹鱼腥，脾失健运，聚湿生痰，痰饮阻塞气道，而发为痰鸣哮喘。其基本病因为痰饮内伏。

西医学的支气管哮喘、慢性喘息性支气管炎、肺炎、肺气肿、心源性哮喘等属于本病的范畴。

一、辨证

本病以突然起病、呼吸急促、喉间哮鸣，甚则张口抬肩、不能平卧为主要症状，根据临床表现的性质不同分为实证和虚证两大类。

（一）实证

病程短，或当哮喘发作期，哮喘声高气粗，呼吸深长，呼出为快，体质较强，脉象有力。

1.风寒外袭　咳嗽喘息，遇寒触发，咯痰稀薄，形寒无汗，头痛，口不渴，苔薄白，脉浮紧。

2.痰热阻肺　咳喘，痰黏，咯痰不爽，胸中烦闷，胸胁作痛，或见身热口渴，纳呆，便秘，苔黄腻，脉滑数。

（二）虚证

病程长，反复发作或当哮喘间歇期，哮喘声低气怯，气息短促，体质虚弱，脉象无力。

1.肺气不足　喘促气短，动则加剧，喉中痰鸣，神疲，语言无力，痰液稀薄，动则汗出，舌质淡苔薄白，脉细数。

2.肺肾气虚　久病气息短促，呼多吸少，不得接续，动则喘甚，汗出肢冷，畏寒，舌淡苔薄白，脉沉细。

二、治疗

（一）针灸治疗

1.实证

治则：祛邪肃肺，化痰平喘。以手太阴经穴及相应背俞穴为主。

主穴：列缺、膻中、尺泽-肺俞、定喘。

配穴：风寒者，加风门；痰热阻肺者，加丰隆；喘甚者，加天突。

操作：毫针泻法。风寒者可合用灸法，定喘穴刺络拔罐。

方义：列缺为肺经络穴，可宣肺散邪；膻中为气会穴，可宽胸理气，调畅气机；尺泽为肺经合穴，可肃肺化痰，降逆平喘；肺俞为肺之背俞穴，可宣肺祛痰；定喘为平喘之效穴。

2.虚证

治则：补益肺肾，止哮平喘。以相应背俞穴及手太阴、足少阴经穴为主。

主穴：肺俞、膏肓、肾俞、定喘、太渊、太溪、足三里。

配穴：肺气虚者，加气海；肺肾气虚者，加阴谷、关元、命门。喘甚者，加天突。

操作：定喘用刺络拔罐法，余穴用毫针补法。可酌用灸法或拔火罐法。

方义：肺俞、膏肓针灸并用，可补益肺气；补肾俞以补肾纳气；肺经原穴太渊配肾经原穴太溪，可充肺肾真原之气；足三里可调和胃气，以资生化之源，使水谷精微上归于肺，肺气充则自能卫外；定喘为平喘之经验效穴，取“急则治其标”之意。

（二）推拿治疗

治则：宽胸理气。以手太阴、足太阳及足阳明经穴位为主。

取穴：风池、肩井、桥弓、天突、膻中、天枢、定喘、大椎、肺俞、脾俞、肾俞、足三里、丰隆等。

手法：推法、扫散法、拿法、按法、揉法、一指禅推法、擦法。

操作：患者仰卧，一指禅推法从天突穴推至神阙穴，并重点按揉天突、膻中、中脘、天枢穴；沿锁骨下缘开始到第12肋横擦前胸部，往返2～3遍。患者俯卧，于定喘、大椎、肺俞、脾俞、肾俞等穴施以按揉法；从肩背至腰骶施以横擦法，大椎至腰阳关施以直擦法。患者取坐位，自额至下颌沿左右两侧施以分推法，往返2～3遍；于头颞侧胆经循行区域，自前上方向后下方施以扫散法10余次；头顶部至枕部施以五指拿法，颈项部转为三指拿法。

第六节　头　疼

一、偏头痛

偏头痛是一种反复发作性的头痛，发病常有季节性，有遗传倾向，女性多发，首次发病多在青春期前后。病因复杂，至今尚不十分清楚。有人认为颈交感神经反应，性激惹、过敏、短暂性脑水肿、短暂性垂体肿胀、内分泌障碍、精神因素与本病的发生有一定关系。

（一）临床表现

(1)常在疲劳、紧张、情绪激动、睡眠欠佳、月经期、特定季节发病。

(2)部分患者有短暂的前驱症状：嗜睡、精神不振或过分舒适、视物模糊、畏光、闪光、彩色火星、流泪、盲点、偏盲，或有肢体感觉异常、运动障碍等。

(3)头痛大多位于额、颞、眼区周围，局限于一侧，个别为双侧，呈剧烈跳痛、钻痛、胀裂痛，持续数小时至1～2日，间隔数日或数月后再发。

(4)可伴有胃肠道及自主神经症状：恶心、呕吐、腹胀、腹泻、多汗、流泪、面色苍白、皮肤青紫、心率加快或减慢。

(5)还有特殊类型的偏头痛：①眼肌麻痹型偏头痛：发作时伴有眼肌的麻痹，眼肌麻痹常在数日内恢复。②内脏型偏头痛：发作时伴有消化道症状或盆腔内疼痛。③基底动脉型偏头痛：枕颈部的发作性头痛，伴有共济失调、眩晕、耳鸣、口舌麻木等。

（二）辅助检查

可根据不同原因或不同的类型选用不同的检查项目，但多无特异性。

（三）体针疗法

1.处方　取穴分为六组，第一组取鱼腰、太阳、阳白；第二组取百会、风池等；第三组取相关节段内远隔部位的穴位，如膻中、紫宫、内关、神门等；第四组取相关节段内远隔部位的穴位，如胸1～5夹脊穴、大杼、肺俞、厥阴俞；第五组取足三里、内庭；第六组取三阴交、太溪。

第一组、第三组、第五组穴位为一处方；第二组、第四组、第六组穴位为一处方。两种处方交替使用，每次取用7～8穴即可(指取用的穴位总个数，下同)。患侧取穴为主。

2.操作方法　常规消毒后，选用28～30号毫针，向下平刺阳白0.7±0.1寸，向后平刺太阳1.2±0.2寸；横向平刺鱼腰0.7±0.1寸。向前平刺百会1.2±0.2寸；向鼻尖方向斜刺风池1.0±0.2寸。向脊柱方向45°角斜刺胸1～5夹脊穴、大杼、肺俞、厥阴俞0.6±0.2寸。向下平刺膻中、紫宫1.2±0.2寸；直刺内关1.2±0.2寸；直刺神门0.4±0.1寸。直刺足三里2.0±0.5寸，直刺内庭0.8±0.2寸。直刺三阴交1.4±0.2寸，直刺太溪0.8±0.2寸。

每天针刺1～2次，每次留针30min，留针期间行针3～5次。均用中等强度捻转手法，捻转的幅度为2～3圈，捻转的频率为每秒2～4个往复，每次行针10～30s。

3.按语　本病的发病原因虽不十分清楚，但被认为是一种血管舒缩功能障碍性疾病，而血管的运动障碍又与支配神经的功能异常有关，因而又有人将本病称之为血管舒缩性头痛、血管神经性头痛。在针刺治疗本病时，应考虑到这两个方面的病理机制。头部血管分布着来自T1～5的自主神经，所以主要穴位应选在T1～5节段区内。通过调节相应节段的自主神经的功能来恢复血管的正常舒缩活动，选用第二组、第四组穴位的目的就在于此。因自主神经的功能又是由高位中枢控制的，而头部的一些穴位对高位中枢的机能有良好的调节作用，故而取用第一组、第二组穴位。取用第五组、第六组穴位，旨在调节患者的内分泌机能和5-HT的水平，此外，针刺这几个穴位对自主神经的机能或消化道机能也有调节作用。

因偏头痛的发生是由于头皮或硬脑膜血管的反应性扩张而发生局限性水肿所致，所以针刺时使用中等强度刺激手法为宜，这样既可以通过调节自主神经的功能而间接调节血管的舒缩功能，又可起到一定的镇痛作用。如果单纯地为了追求镇痛效果，而采用强烈的刺激手法，有可能抑制交感神经的功能，使已经处于扩张状态的血管受到进一步抑制，反而事与愿违。

需要说明一点，有的患者有明显的前驱症状，如果恰在前驱症，状期就诊，则可先用较强的刺激手法针刺，前驱症状期过后再用中等强度刺激手法针刺。因为前驱症状的出现是由于颈内动脉分支的一过性痉挛引起脑局限性缺血所致，此时应首先缓解动脉的痉挛，故而先采用较强的刺激手法为宜。

（四）电针体穴疗法

1.处方　与体针疗法的选穴相同。取穴分为六组，第一组取印堂、鱼腰、太阳、阳白；第二组取百会、风池等；第三组取相关节段内远隔部位的穴位，如膻中、玉堂、紫宫、华盖、内关、神门等；第四组取相关节段内远隔部位的穴位，如胸1～5夹脊穴、大杼、风门；第五组取足三里、内庭；第六组取三阴交、太溪。

第一组、第三组、第五组穴位为一处方；第二组、第四组、第六组穴位为一处方。两种处方交替使用，每次取用4～6穴即可（指取用的穴位总个数，包括左右两侧的穴位。下同）。患侧取穴为主。

2.操作方法　分为两步，第一步，进针操作与体针疗法一样；第二步为电针疗法操作方法。第一步操作完毕后，在第一组（头部的穴位）与第三组、第五组穴位之间，在第二组（头部的穴位）、第六组穴位与第四组穴位之间，分别连接电针治疗仪的两极导线，采用疏密波，刺激量的大小以出现明显的局部肌肉颤动或患者能够耐受为宜。每次电针治疗20min，每天治疗1～2次。

（五）灸法

多与针刺法配合使用，而且不能用于面部的穴位。

1.处方　取穴分为三组，第一组取胸1～2夹脊穴、大杼、风门、三阴交、太溪；第二组取膻中、紫宫、内关、神门、足三里、内庭。两组穴位交替使用。每次取用3～4穴即可。第三组取头部的穴位，如印堂、鱼腰、太阳、阳白、百会、风池等，第三组穴位使用针刺法。

2.操作方法　第一组、第二组交替使用，用艾条温和灸，或用隔姜灸，每穴灸15min，使局部有明显的温热感为宜。第三组穴位每次均用。可先针第三组，再灸第一组、第二组。每日治疗1～2次。

（六）耳针疗法

1.处方　主穴、配穴同时取用，两侧交替。

（1）主穴：典型偏头痛与普通型偏头痛均取一侧的颞区、大脑皮质、皮质下。

（2）配穴：取另一侧的耳穴，女性患者加取卵巢区；丛集型偏头痛加取眼区；偏瘫型偏头痛取穴同典型偏头痛；基底动脉型偏头痛加取脑干区、枕颈区；眼肌瘫痪型加取脑干；内脏型和典型者加取胃区。

2.操作方法　常规消毒后，用28号0.5～1.0寸毫针斜刺或平刺耳穴。每天针刺1～2次，每次留针20min，留针期间行针2～3次，用中等强度捻转手法，捻转的幅度为2～3圈，捻转的频率为每秒2～4个往复，每次行针5～10s。

3.按语　按照常规，对于头痛的针刺治疗应该采用强刺激手法，然而对于本病的治疗却采用了中等强度刺激手法，原因何在呢？因为本病是一种发作性血管舒缩障碍性疾病，典型的偏头痛每次发作都包括一个动脉收缩期(主要是颅内动脉)和一个动脉扩张期(主要是颅外动脉),先发生颅内动脉收缩,使脑血流灌注量减少,而引起先兆症状,后发生颅外动脉扩张而引起头痛。其他各型也既有血管的收缩异常,又有血管的舒张异常。如果用强刺激手法针刺,不利于扩张状态的血管恢复原有的张力,而用弱刺激手法针刺,则不利于降低处于异常收缩状态的血管的张力。为了有效地调节血管的舒缩机能,所以这里采用了中等强度刺激手法。

典型偏头痛发作前有大脑功能失调的先兆出现,所以取用了脑点。其他各型偏头痛虽无典型的大脑功能失调的先兆症状,但是因为本病发作与精神状态有一定关系,精神过劳、紧张、焦虑、激动等均可促使偏头痛发作,所以其他各型偏头痛也应取用脑点,以调节大脑皮质的功能。

另外,偏头痛多见于女性,常在青春期前后发病,发作常与月经周期有关,妊娠期发作减少或停止发作,男女两性于更年期后发作均可完全停止。这说明内分泌情况与本病的发生有关,所以女性患者还应取用卵巢区;男性患者则可加取睾丸区;男女患者还均可加取皮质下区,以进一步调节内分泌系统的机能。

本病虽为偏头痛,根据全息生物医学理论,在使用耳针疗法时,不应只取太阳、额,更重要的是要取用一些能调节中枢神经和内分泌功能的穴位,如脑干、皮质下、大脑皮质、下丘脑等。

(七)电针耳穴疗法

1.处方　主穴、配穴同时取用,两侧交替。

(1)主穴:典型偏头痛与普通型偏头痛均取一侧的颞区、大脑皮质、皮质下。

(2)配穴:取另一侧的耳穴,女性患者加取卵巢区;丛集型偏头痛加取眼区;偏瘫型偏头痛取穴同典型偏头痛;基底动脉型偏头痛加取脑干区、枕颈区;眼肌瘫痪型加取脑干;内脏型和典型者加取胃区。

在上述耳针疗法处方的基础上,选取单侧的体穴内关、后溪、合谷(双侧交替使用)。

2.操作方法　常规消毒后,用28号0.5～1.0寸毫针斜刺或平刺耳穴。用28～30号毫针,直刺内关1.2±-0.2寸,直刺后溪0.8±0.2寸,直刺合谷1.2±0.2寸。然后在耳穴与内关、后溪、合谷之间分别连接电针治疗仪的两极导线,采用疏密波,刺激量的大小以出现明显的局部肌肉颤动或患者能够耐受为宜。每次电针4～6个穴位(指取用的穴位总个数,下同)(主穴、配穴交替),每次电针20min。每天治疗1～2次。没有接电疗仪的耳穴,按普通耳针疗法进行操作。

(八)耳穴贴压疗法

1.处方　主穴、配穴同时取用,两侧交替。

(1)主穴:典型偏头痛与普通型偏头痛均取一侧的颞区、大脑皮质、皮质下。

(2)配穴:取另一侧的耳穴,女性患者加取卵巢区;丛集型偏头痛加取眼区;偏瘫型偏头痛取穴同典型偏头痛;基底动脉型偏头痛加取脑干区、枕颈区;眼肌瘫痪型加取脑干;内脏型和典型者加取胃区。

2.操作方法　用王不留行籽进行贴压法。常规消毒后,用5mm×5mm的医用胶布将王不留行籽固定于选用的耳穴,每穴固定1粒。让患者每天自行按压3～5次,每个穴位每次按压2～3min,按压的力量以有明显的痛感但又不过分强烈为度。隔2～3天更换1次,双侧耳穴交替使用。

(九)按语

(1)针灸治疗本病具有较好的疗效,治疗几次即可获效。

(2)诊断时应排除占位性病变。

二、丛集性头痛

丛集性头痛亦称偏头痛性神经痛、组胺性头痛、岩神经痛、Horton头痛。多发于青壮年,男性发病率为女性的4～7倍。一般无家族史。

(一)临床表现

(1)患者在某个时期内突然出现一系列的剧烈头痛,许多患者的丛集期惊人地在每年的同一季节发生。一般无先兆症状。

(2)疼痛多见于眼眶或(及)额颜部,头痛为非搏动性剧痛,患者坐立不安或前俯后仰地摇动,为缓解疼痛部分患者用拳击头部。许多患者的头痛在每天的固定时间内出现,每次发作持续15min至3h,可自动缓解。发作连串持续2周到3个月(称为丛集期)。

(3)伴同侧眼结膜充血、流泪、眼睑水肿或鼻塞、流涕,有时出现瞳孔缩小、眼睑下垂、脸红颊肿等症状。

(4)间歇期可为数月到数年,其间症状完全缓解,但约有10%的患者有慢性症状。

(二)辅助检查

检查项目多无特异性。

(三)体针疗法

1.处方　取穴分为六组,第一组取头部的穴位,如印堂、鱼腰、太阳、阳白;第二组取百会、风池等;第三组取相关节段内远隔部位的穴位,如膻中、玉堂、紫宫、华盖、内关、神门等;第四组取相关节段内远隔部位的穴位,如胸1～5夹脊穴、大杼、风门;第五组取足三里、内庭;第六组取三阴交、太溪。

第一组、第三组、第五组穴位为一处方;第二组、第四组、第六组穴位为一处方。两种处方交替使用,每次取用6～8穴即可。

2.操作方法　常规消毒后,选用28～30号毫针,向下平刺印堂、阳白0.7±0.1寸,向后平刺太阳1.2±0.2寸;横向平刺鱼腰0.7±0.1寸。向前平刺百会1.2±0.2寸;向鼻尖方向斜刺风池1.0±0.2寸。向脊柱方向45°角斜刺胸1～2夹脊穴、大杼、风门0.6±0.2寸。向下平刺膻中、玉堂、紫宫、华盖1.2±0.2寸;直刺内关1.2±0.2寸;直刺神门0.4±0.1寸。直刺足三里2.0±0.5寸,直刺内庭0.8±0.2寸。直刺三阴交1.4±0.2寸,直刺太溪0.8±0.2寸。

每天针刺1～2次,每次留针30min,留针期间行针3～5次。均用中等强度捻转手法,捻转的幅度为2～3圈,捻转的频率为每秒2～4个往复,每次行针10～30s。

3.按语　丛集性头痛也被认为是神经血管功能异常所导致的头痛,曾被作为偏头痛的一种特殊类型。所以在治疗上同偏头痛的治疗相类似。在针刺治疗本病时,应考虑到这两个方面的病理机制。头部血管分布着来自T1～5的自主神经,所以主要穴位应选在T1～5节段区内。通过调节相应节段的自主神经的功能来恢复血管的正常舒缩活动,选用第二组、第四组穴位的目的就在于此。因自主神经的功能又是由高位中枢控制的,而头部的一些穴位对高位中枢的机能有良好的调节作用,故而取用第一组、第二组穴位。取用第五组、第六组穴位,旨在调节患者的内分泌机能。

需要指出的一点是,使用泼尼松或地塞米松能够有效地阻断多数患者的丛集性发作,从这一点来分析,如果用针刺疗法治疗本病,在设法调节神经血管机能的同时,还应注意提高肾上腺皮质系统的机能,体针疗法中选用三阴交、足三里等穴,就是出于这种考虑。此外,为了有效地提高肾上腺皮质系统的机能,根据新创立的现代时间针灸学理论,上述穴位的针刺时间选在每日下午的4时以后为宜。

(四)电针体穴疗法

1.处方　与体针疗法的选穴相同。取穴分为六组,第一组取头部的穴位,如印堂、鱼腰、太阳、阳白;第二组取百会、风池等;第三组取相关节段内远隔部位的穴位,如膻中、玉堂、紫宫、华盖、内关、神门等;第四组取相关节段内远隔部位的穴位,如胸1～5夹脊穴、大杼、风门;第五组取足三里、内庭;第六组取三阴交、太溪。

第一组、第三组、第五组穴位为一处方;第二组、第四组、第六组穴位为一处方。两种处方交替使用,每次取用6～8穴即可。

2.操作方法　分为两步,第一步,进针操作与体针疗法一样;第二步为电针疗法操作方法。第一步操作完毕后,在第一组(头部的穴位)与第三组、第五组穴位之间,在第二组(头部的穴位)、第六组穴位与第四组穴位之间,分别连接电针治疗仪的两极导线,采用疏密波,刺激量的大小以出现明显的局部肌肉颤动或患者能够耐受为宜。每次电针治疗20min,每天治疗1～2次。

(五)灸法

多与针刺法配合使用,而且不能用于面部的穴位。

1.处方　取穴分为三组,第一组取胸1～5夹脊穴、大杼、风门、三阴交、太溪;第二组取膻中、玉堂、紫官、华盖、内关、神门、足三里、内庭。两组穴位交替使用。第三组取头部的穴位,如印堂、鱼腰、太阳、阳白、百会、风池等,第三组穴位使用针刺法。每组选用2～3个穴位即可,交替使用。

2.操作方法　第一组、第二组交替使用,用艾条温和灸,或用隔姜灸,每穴灸15min,使局部有明显的温热感为宜。第三组穴位每次均用。可先针第三组,再灸第一组、第二组。每日治疗1～2次。

(六)耳针疗法

1.处方　主穴、配穴同时取用,两侧交替。

(1)主穴:取一侧的颞区、大脑皮质、皮质下、下丘脑。

(2)配穴:取另一侧的耳穴眼区、脑干区。

2.操作方法　常规消毒后,用28号0.5～1.0寸毫针斜刺或平刺耳穴。每天针刺1～2次,每次留针20min,留针期间行针2～3次,用中等强度捻转手法,捻转的幅度为2～3圈,捻转的频率为每秒2～4个往复,每次行针5～10s。

3.按语　需要指出的一点是,使用泼尼松或地塞米松能够有效地阻断多数患者的丛集性发作,从这一点来分析,如果用针刺疗法治疗本病,在设法调节神经血管机能的同时,还应注意提高肾上腺皮质系统的机能,耳针疗法中取用下丘脑、皮质下,就是出于这种考虑。此外,为了有效地提高肾上腺皮质系统的机能,根据现代时间针灸学理论,上述穴位的针刺时间选在每日下午的4时以后为宜。

(七)电针耳穴疗法

1.处方　主穴、配穴同时取用,两侧交替。

(1)主穴:取一侧的颞区、大脑皮质、皮质下、下丘脑。

(2)配穴:取另一侧的耳穴眼区、脑干区。

在上述耳针疗法处方的基础上,选取单侧的体穴内关、后溪、合谷(双侧交替使用)。

2.操作方法　常规消毒后,用28号0.8～1.0寸毫针斜刺或平刺耳穴。用28～30号毫针,直刺内关1.2±0.2寸,直刺后溪0.8±0.2寸,直刺合谷1.2±0.2寸。然后在耳穴与内关、后溪、合谷之间分别连接电针治疗仪的两极导线,采用疏密波,刺激量的大小以出现明显的局部肌肉颤动或患者能够耐受为宜。每次电针4～6个穴位(主穴、配穴交替使用),每次电针20min。每天治疗1～2

次。没有接电疗仪的耳穴,按普通耳针疗法进行操作。

(八)耳穴贴压疗法

1.处方 主穴、配穴同时取用,两侧交替。

(1)主穴:取一侧的颞区、大脑皮质、皮质下、下丘脑。

(2)配穴:取另一侧的耳穴眼区、脑干区。

2.操作方法 用王不留行籽进行贴压法。常规消毒后,用5mm×5mm的医用胶布将王不留行籽固定于选用的耳穴,每穴固定1粒。让患者每天自行按压3～5次,每个穴位每次按压2～3min,按压的力量以有明显的痛感但又不过分强烈为度。隔2～3天更换1次,双侧耳穴交替使用。还可用埋针疗法,2～3日更换1次。

(九)按语

(1)针灸治疗本病也具有较好的疗效,治疗几次即可获效。

(2)诊断时应排除占位性病变。

三、紧张性头痛

紧张性头痛又称肌收缩性头痛、精神肌源性.头痛、单纯头痛、普通头痛等。主要由精神紧张及头颅周围肌肉张力增高所引起。

(一)临床表现

(1)长期焦虑、紧张、抑郁或睡眠障碍、高强度的工作、缺乏适当休息,以及某些单调、机械工种使头颈或肩胛带长期处于不良的姿势等均可诱发本病。

(2)头痛为非搏动性,常为双侧或整个头部的弥漫性紧压痛。枕区的疼痛多牵涉颈项及肩胛区疼痛。头痛的程度多为轻、中度。

(3)头痛影响日常工作,但并不阻止患者的活动。

(4)头颅周围及颈部、肩胛区肌肉有压痛。

(二)辅助检查

检查项目多无特异性。

(三)体针疗法

1.处方 取穴分为两组,第一组取头部、上肢的穴位,如印堂、鱼腰、太阳、百会、风池、合谷、后溪等;第二组取颈部脊髓节段支配区内的穴位(如颈部夹脊穴、玉枕、天柱等)、肩胛区内的穴位(如天宗、秉风、阿是穴等)。两组穴位交替使用,每次取用6～8穴即可,双穴者同时取用。

2.操作方法 常规消毒后,选用28～30号毫针,向下平刺印堂0.7±0.1寸,向后平刺太阳1.2±0.2寸,横向平刺鱼腰0.7±0.1寸,向前平刺百会1.2±0.2寸,向鼻尖方向斜刺风池1.0±0.2寸。直刺合谷1.2±0.2寸,直刺后溪0.8±0.2寸,直刺颈1～4夹脊穴、天柱0.8±0.2寸,平刺玉枕0.8±0.2寸,斜刺天宗、秉风1.0±0.2寸,肩胛区内的阿是穴采用斜刺法,并严格掌握针刺深度。

每天针刺1～2次,每次留针30min,留针期间行针3～5次。均用较强刺激手法针刺,捻转的幅度为3～4圈,捻转的频率为每秒3～5个往复,每次行针10～30s。

3.按语 头部及颈肩部的肌肉主要接受来自颈部脊髓节段神经的支配,所以在选取体穴时,主要应在颈部脊髓节段的支配区内进行,即选用颈部夹脊穴及颈部、肩胛带区、头部的阿是穴等。我们在临床实践中发现,只选用头部的穴位,有时效果并不理想,而同时取用颈夹脊穴或颈部、肩胛带区的阿是穴则能立竿见影。

(四)电针体穴疗法

1.处方 与体针疗法的选穴相同。取穴分为两组,第一组取头部、上肢的穴位,如印堂、太阳、百会、风池、合谷、后溪等；第二组取颈部脊髓节段支配区内的穴位（如颈部夹脊穴、玉枕、天柱等）、肩胛区内的穴位（如天宗、秉风、阿是穴等）等。两组穴位交替使用。每次电针 4～6 个穴位即可。

2.操作方法

分为两步，第一步，进针操作与体针疗法一样；第二步为电针疗法操作方法。第一步操作完毕后，在第一组的头部穴位与上肢的合谷、后溪之间，在第二组的头部穴位与肩胛区内的穴位之间，分别连接电针治疗仪的两极导线，采用疏密波，刺激量的大小以出现明显的局部肌肉颤动或患者能够耐受为宜。每次电针治疗 20min，每天治疗 1～2 次。

（五）梅花针疗法

1.处方　取穴分为三组，第一组取头部的穴位，如前顶、百会、后顶、风池等；第二组取颈部的穴位，如颈部夹脊穴、玉枕、天柱等；第三组取肩胛区内的穴位，如天宗、秉风、阿是穴等。三组穴位同时使用。

2.操作方法　常规消毒后，用较强的刺激手法叩打，叩打的重点部位是头颈部和肩胛带区的压痛点或压痛区。每个穴区每次扣打 3～5min 左右，以局部皮肤潮红起丘疹、不出血为度。每日治疗 1～2 次。

（六）灸法

多与针刺法配合使用，而且不能用于面部的穴位。

1.处方　取穴分为三组，第一组取胸 1～5 夹脊穴、大杼、风门、三阴交、太溪；第二组取华盖、紫宫、内关、神门、足三里、内庭。两组穴位交替使用。第三组取头部的穴位，如印堂、太阳、百会、风池等，第三组穴位使用针刺法。

2.操作方法　第一组、第二组交替使用，用艾条温和灸，或用隔姜灸，每穴灸 15min，使局部有明显的温热感为宜。第三组穴位每次均用。可先针第三组，再灸第一组、第二组。每日治疗 1～2 次。

（七）耳针疗法

1.处方　主穴、配穴同时取用，两侧交替。

(1)主穴：取头部对应的单侧耳区，如额、颞区、枕、大脑皮质。

(2)配穴：取另一侧的耳穴，即颈部、肩胛带对应耳区内的敏感点。

2.操作方法　常规消毒后，用 28 号 0.5～1.0 寸毫针斜刺或平刺耳穴。每天针刺 1～2 次，每次留针 20min，留针期间行针 2～3 次，用较强捻转手法，捻转的幅度为 3～4 圈，捻转的频率为每秒 3～5 个往复，每次行针 5～10s。

3.按语　使用耳针疗法时，亦应注意选穴的针对性。针刺时均用较强的刺激手法，目的在于有效地缓解肌肉的紧张。

本病虽为头痛，根据全息生物医学理论，在使用耳针疗法时，不应只取颞、额、脑点等头部对应的耳穴，还应取用颈部、肩胛带对应的耳区。

（八）电针耳穴疗法

1.处方　主穴、配穴同时取用，两侧交替。

(1)主穴：取头部对应的单侧耳区，如额、颞区、枕、大脑皮质。

(2)配穴：取另一侧的耳穴，即颈部、肩胛带对应耳区内的敏感点。

在上述耳针疗法处方的基础上，选取单侧的体穴内关、后溪、合谷（双侧交替使用）。

2.操作方法　常规消毒后，用 28 号 0.5～1.0 寸毫针斜刺或平刺耳穴。用 28～30 号毫针，直刺内关 1.2±0.2 寸，直刺后溪 0.8±0.2 寸，直刺合谷 1.2±0.2 寸。然后在耳穴与内关、后溪、合谷之间分别连接电针治疗仪的两极导线，采用疏密波，刺激量的大小以出现明显的局部肌肉颤动或患者能够耐受为宜。每次电针4～6个穴位(主穴、配穴交替)，每次电针20min。每天治疗1～2次。没有接电疗仪的耳穴，按普通耳针疗法进行操作。

(九)耳穴贴压疗法

1.处方　主穴、配穴同时取用，两侧交替。

(1)主穴：取头部对应的单侧耳区，如额、颞区、枕、脑干、大脑皮质。

(2)配穴：取另一侧的耳穴，即颈部、肩胛带对应耳区内的敏感点。

2.操作方法　用王不留行籽进行贴压法。常规消毒后，用5mm×5mm的医用胶布将王不留行籽固定于选用的耳穴，每穴固定1粒。让患者每天自行按压3～5次，每个穴位每次按压2～3min，按压的力量以有明显的痛感但又不过分强烈为度。隔2～3天更换1次，双侧耳穴交替使用。

(十)按语

(1)针灸治疗本病具有较好的疗效，治疗几次即可获效。

(2)诊断时应排除占位性病变。

(3)此外，对于焦虑、紧张、抑郁的患者，在使用针刺疗法治疗的同时，应在精神上给予诱导和劝慰。因工作繁重所致者，应设法调节作息规律，适当放松和注意休息。

四、外伤性头痛

头部的各种外伤均可引起头痛。临床表现因受伤部位及组织不同而异。

(一)临床表现

(1)头皮裂伤或脑挫伤后疤痕形成，刺激颅内外痛觉敏感结构而引起头痛。疼痛部位比较局限，常伴有局部皮肤痛觉过敏。

(2)颈前部受伤累及颈交感神经链，导致支配头颅的交感神经失去控制而引起的头痛属自主神经功能异常性头痛。患者诉说一侧额颞区的发作性头痛，伴同侧瞳孔改变(先扩大后缩小)，眼睑下垂及面部多汗。

(3)外伤后因颈肌持续收缩而出现的头痛和肌紧张性头痛的表现相类似，而且常与精神因素有关。

(4)外伤后神经不稳定性头痛常见于脑震荡后遗症，伴有头晕、耳鸣、失眠、注意力不集中，记忆力减退，精神萎靡不振或情绪易激动等症状。无神经系统的器质性损害。头痛与精神因素有一定关系。

(二)辅助检查

检查项目多无特异性。

(三)体针疗法

1.处方、操作方法

(1)头皮裂伤或脑挫伤后疤痕形成，刺激颅内外痛觉敏感结构引起的头痛：取阿是穴、太阳、百会、风池、玉枕、天柱、合谷、后溪等。每次取用4～7个即可，交替使用。

常规消毒后，选用28～30号毫针，向下平刺阿是穴0.8±0.2寸，向后平刺太阳1.2±0.2寸，向前平刺百会1.2±0.2寸，向鼻尖方向斜刺风池1.0±0.2寸。直刺颈1～4夹脊穴、天柱0.8±0.2寸.，平刺玉枕0.8±0.2寸，直刺合谷1.2±0.2寸，直刺后溪0.8±0.2寸。

每天针刺1～2次，每次留针30min，留针期间行针3～5次。均用较强刺激手法针刺，捻转的幅度为3～4圈，捻转的频率为每秒3～5个往复，每次行针10～30s。用较强的刺激手法针刺。每日治疗 1～2 次。每次治疗 20～30min。留针期间行针 3～4 次。

(2)外伤引起的自主神经功能异常性头痛:取穴分为两组,第一组取头部、上肢的穴位,如印堂、太阳、百会、风池、合谷、后溪等;第二组取 T1～5 节段区内的穴位,如相应的夹脊穴、背俞穴、内关、合谷等。每次取用 4～6 个即可,两组穴位交替使用。

常规消毒后,选用 28～30 号毫针,向脊柱方向 45°角斜刺胸 1～2 夹脊穴、大杼、风门 0.6±0.2 寸。斜刺向下平刺印堂 0.7±0.1 寸,向后平刺太阳 1.2±0.2 寸,向前平刺百会 1.2±0.2 寸,向鼻尖方向斜刺风池 1.0±0.2 寸。直刺合谷、内关 1.2±0.2 寸,直刺后溪 0.8±0.2 寸。

每天针刺 1～2 次,每次留针 30min,留针期间行针 3～5 次。均用较强刺激手法针刺,捻转的幅度为 3～4 圈,捻转的频率为每秒 3～5 个往复,每次行针 10～30s。

用较强的刺激手法针刺,捻转的幅度为 3～4 圈,捻转的频率为每秒 3～5 个往复,每次行针 10～30s。每日治疗 1～2 次。每次治疗 20～30min。留针期间行针 3～4 次。

(3)外伤后因颈肌持续性收缩引起的头痛:取穴分为两组,第一组取头部、上肢的穴位,如印堂、太阳、百会、风池、合谷、后溪等;第二组取颈部脊髓节段支配区内的穴位(如颈部夹脊穴、玉枕、天柱等)、肩胛区内的穴位(如天宗、秉风、阿是穴等)等。每次取用 4～6 个即可,两组穴位交替使用。

常规消毒后,选用 28～30 号毫针,向下平刺印堂 0.7±0.1 寸,向后平刺太阳 1.2±0.2 寸,向前平刺百会 1.2±0.2 寸,向鼻尖方向斜刺风池 1.0±0.2 寸。直刺合谷 1.2±0.2 寸,直刺后溪 0.8±0.2 寸,直刺颈 1～4 夹脊穴、天柱 0.8±0.2 寸,平刺玉枕 0.8±0.2 寸,斜刺天宗、秉风 1.0±0.2 寸,肩胛区内的阿是穴采用斜刺法,并严格掌握针刺深度。

每天针刺 1～2 次,每次留针 30min,留针期间行针 3～5 次。均用较强刺激手法针刺,捻转的幅度为 3～4 圈,捻转的频率为每秒 3～5 个往复,每次行针 10～30s。

(4)外伤后神经不稳定性头痛:取太阳、鱼腰、百会、风池、玉枕、天柱、合谷、后溪等。

常规消毒后,选用 28～30 号毫针,向后平刺太阳 1.2±0.2 寸,横向平刺鱼腰 0.7±0.1 寸,向前平刺百会 1.2±0.2 寸,向鼻尖方向斜刺风池 1.0±0.2 寸。直刺天柱 0.8±0.2 寸,平刺玉枕 0.8±0.2 寸。直刺合谷 1.2±0.2 寸,直刺后溪 0.8±0.2 寸。

每天针刺 1～2 次,每次留针 30min,留针期间行针 3～5 次。用中等强度刺激手法行针,捻转的幅度为 2～3 圈,捻转的频率为每秒 2～4 个往复,每次行针 10～30s。

2.按语　虽然都是外伤性头痛,但因伤及的部位和组织不同,头痛产生的病理生理学机制也各有所异。因此使用针灸疗法时,不能机械地一概“头痛医头”,只注重取用头部的穴位,而应当根据不同类型的外伤性头痛的病理生理学过程,科学的选用穴位。譬如外伤后疤痕形成刺激颅内外痛觉敏感结构引起的头痛、外伤引起自主神经功能异常性头痛及外伤后因颈肌持续性收缩引起的头痛,穴位的选取均不应只限于头部,要做到这一点,确切的诊断是非常重要的。可以说进行疾病的准确诊断,弄清疾病的病理生理,是进行科学选穴的基本前提。这就是说,作为针灸临床医生,仅仅懂得“如何”扎针是远远不够的,应当具有更广博的知识,这也是针灸科学发展对现代针灸临床医生的要求。

(四)电针体穴疗法

(1)头皮裂伤或脑挫伤后疤痕形成,刺激颅内外痛觉敏感结构引起的头痛:取阿是穴、太阳、百会、风池、玉枕、天柱、合谷、后溪等。每次取用 4～6 个即可,交替使用。

操作方法分为两步,第一步,进针操作与体针疗法一样;第二步为电针疗法操作方法。第一步操作完毕后,在头颈部穴位与上肢的合谷、后溪之间连接电针治疗仪的两极导线,采用疏密波,刺激量的大小以出现明显的局部肌肉颤动或患者能够耐受为宜。每次电针治疗 20min,每天治疗 1～2

次。每次电针 4 个穴位即可。没有接电疗仪的穴位,按普通体针疗法进行操作。

(2)外伤引起的自主神经功能异常性头痛:取穴分为两组,第一组取头部、上肢的穴位,如印堂、太阳、百会、风池、合谷、后溪等;第二组取 T1～5 节段区内的穴位,如相应的夹脊穴、背俞穴、内关、合谷等。每次取用 4～6 个即可,两组穴位交替使用。

操作方法分为两步,第一步,进针操作与体针疗法一样;第二步为电针疗法操作方法。第一步操作完毕后,在第一组的头部穴位与上肢的合谷、后溪之间,在第二组的夹脊穴、背俞穴与内关、合谷之间,分别连接电针治疗仪的两极导线,采用疏密波,刺激量的大小以出现明显的局部肌肉颤动或患者能够耐受为宜。每次电针治疗 20min,每天治疗 1～2 次。每次电针 4 个穴位即可。

(3)外伤后因颈肌持续性收缩引起的头痛:取穴分为两组,第一组取头部、上肢的穴位,如印堂、太阳、百会、风池、合谷、后溪等;第二组取颈部脊髓节段支配区内的穴位(如颈部夹脊穴、玉枕、天柱等)、肩胛区内的穴位(如天宗、秉风、阿是穴等)等。每次取用 4～6 个即可,两组穴位交替使用。

操作方法分为两步,第一步,进针操作与体针疗法一样;第二步为电针疗法操作方法。第一步操作完毕后,在第一组的头部穴位与上肢的合谷、后溪之间,在第二组的颈部穴位与肩胛区内的穴位之间,分别连接电针治疗仪的两极导线,采用疏密波,刺激量的大小以出现明显的局部肌肉颤动或患者能够耐受为宜。每次电针治疗 20min,每天治疗 1～2 次。每次电针 4～6 个穴位即可。没有接电疗仪的穴位,按普通体针疗法进行操作。

(4)外伤后神经不稳定性头痛:取太阳、鱼腰、百会、风池、玉枕、天柱、合谷、后溪、内关等。每次电针 4～6 个穴位即可,交替使用。

操作方法分为两步,第一步,进针操作与体针疗法一样;第二步为电针疗法操作方法。第一步操作完毕后,在头部穴位与上肢的合谷、后溪、内关之间连接电针治疗仪的两极导线,采用疏密波,刺激量的大小以出现明显的局部肌肉颤动或患者能够耐受为宜。每次电针治疗 20min,每天治疗 1～2 次。

(五)耳针疗法

1.处方　主穴、配穴同时取用,两侧交替。

(1)主穴:取一侧的大脑皮质、皮质下、脑干。

(2)配穴:取另一侧的耳穴,头皮裂伤或脑挫伤后疤痕形成,刺激颅内外痛觉敏感结构引起的头痛及外伤引起的自主神经功能异常性头痛,可同时选用或交替选用交感、额区、枕区、颈项区;外伤后因颈肌持续性收缩引起的头痛,取交感、颈项区;外伤后神经不稳定性头痛,取交感。

2.操作方法　常规消毒后,用 28 号 0.5～1.0 寸毫针斜刺或平刺耳穴。每天针刺 1～2 次,每次留针 20min,留针期间行针 2～3 次,用中等强度或中等强度以上的刺激手法针刺。

3.按语　应当根据不同类型的外伤性头痛的病理生理学过程,科学的选用穴位。譬如外伤后疤痕形成刺激颅内外痛觉敏感结构引起的头痛、外伤引起自主神经功能异常性头痛及外伤后因颈肌持续性收缩引起的头痛,耳穴的选取亦不能只限于脑的对应区,而应当考虑到颈部因素和颈交感神经的因素。要做到这一点,确切的诊断是非常重要的。可以说进行疾病的准确诊断,弄清疾病的病理生理,是进行科学选穴的基本前提。

(六)电针耳穴疗法

1.处方　主穴、配穴同时取用,两侧交替。

(1)主穴:取一侧的大脑皮质、皮质下。

(2)配穴:取另一侧的交感、额区、枕区。

在上述耳针疗法处方的基础上,选取单侧的体穴神门、内关、太溪(双侧交替使用)。

2.操作方法　常规消毒后，用28号0.5～1.0寸毫针斜刺或平刺耳穴。用28～30号毫针，直刺神门0.4±0.1寸，直刺太溪0.8±0.2寸，直刺内关1.2±0.2寸。然后在耳穴与神门、太溪、内关之间分别连接电针治疗仪的两极导线，采用疏密波，刺激量的大小以出现明显的局部肌肉颤动或患者能够耐受为宜。每次电针4个穴位(交替使耳穴)，每次电针20min。每天治疗1～2次。没有接电疗仪的耳穴，按普通耳针疗法进行操作。

(七)耳穴贴压疗法

1.处方　主穴、配穴同时取用，两侧交替。

(1)主穴：取一侧的大脑皮质、皮质下。

(2)配穴：取另一侧的交感、额区、枕区。

2.操作方法　用王不留行籽进行贴压法。常规消毒后，用5mm×5mm的医用胶布将王不留行籽固定于选用的耳穴，每穴固定1粒。让患者每天自行按压3～5次，每个穴位每次按压2～3min，按压的力量以有明显的痛感但又不过分强烈为度。隔2～3天更换1次，双侧耳穴交替使用。

(八)按语

(1)针灸治疗本病具有较好的疗效，一般情况下治疗几次即可获效。

(2)使用针刺疗法治疗的同时，应注意休息。

五、颅内低压性头痛

腰椎穿刺后是引起颅内低压性头痛的主要原因。

(一)临床表现

(1)腰椎穿刺后数小时内出现枕部的搏动性头痛，起坐或站立时头痛加剧，平卧后好转。

(2)一般在1～3日内自然恢复，个别患者可持续10～14日。

(二)辅助检查

无特异性检查项目。

(三)体针疗法

1.处方　取穴分为两组，第一组取头部穴位，如风池、太阳、百会等；第二组取肢体部的穴位，如内关、合谷、太溪等。两组穴位同时使用，每次取用5～7穴即可。

2.操作方法　常规消毒后，选用28～30号毫针，向后平刺太阳1.2±0.2寸，向前平刺百会1.2±0.2寸，向鼻尖方向斜刺风池1.0±0.2寸。直刺内关、合谷1.2±0.2寸，直刺太溪0.8±0.2寸。

每天针刺1～2次，每次留针30min，留针期间行针3～5次。使用中等强刺激手法针刺，捻转的幅度为2～3圈，捻转的频率为每秒2～4个往复，每次行针10～30s。

(四)电针体穴疗法

1.处方　与体针疗法的选穴相同。取穴分为两组，第一组取头部穴位，如风池、太阳、百会等；第二组取肢体部的穴位，如内关、合谷、太溪等。两组穴位同时使用。

2.操作方法　分为两步，第一步，进针操作与体针疗法一样；第二步为电针疗法操作方法。第一步操作完毕后，在第一组穴位与第二组穴位之间，分别连接电针治疗仪的两极导线，采用疏密波，刺激量的大小以出现明显的局部肌肉颤动或患者能够耐受为宜。每次电针治疗20min，每天治疗1～2次。每次电针4～6个穴位即可。没有接电疗仪的穴位，按普通体针疗法进行操作。

(五)梅花针疗法

1.处方　取穴分为两组，第一组取头部的穴位，如前顶、百会、后顶、风池等；第二组取肢体部的穴位，如内关、合谷、足三里等。两组穴位同时使用。

2.操作方法　常规消毒后，用较强的刺激手法叩打，每个穴区每次叩打3～5min，以局部皮肤潮红起丘疹、不出血为度。每日治疗1～2次。

(六)耳针疗法

1.处方　主穴、配穴同时取用，两侧交替。

(1)主穴：取一侧的大脑皮质、皮质下、脑干。

(2)配穴：取另一侧的交感、枕、颞。

2.操作方法　常规消毒后，用28号0.5～1.0寸毫针斜刺或平刺耳穴。每天针刺1～2次，每次留针20min，留针期间行针2～3次，使用中等强刺激手法针刺，捻转的幅度为2～3圈，捻转的频率为每秒2～4个往复，每次行针10～30s。

(七)电针耳穴疗法

1.处方　主穴、配穴同时取用，两侧交替。

(1)主穴：取一侧的大脑皮质、皮质下、脑干。

(2)配穴：取另一侧的交感、枕、颞。

在上述耳针疗法处方的基础上，选取单侧的体穴神门、内关、太溪(双侧交替使用)。

2.操作方法　常规消毒后，用28号0.5～1.0寸毫针斜刺或平刺耳穴。用28～30号毫针，直刺神门0.4±0.1寸，直刺三阴交1.4±0.2寸，直刺内关1.2±0.2寸。然后在耳穴与神门、内关、太溪之间分别连接电针治疗仪的两极导线，采用疏密波，刺激量的大小以出现明显的局部肌肉颤动或患者能够耐受为宜。每次电针4个穴位(交替使用耳穴)，每次电针20min。每天治疗1～2次。没有接电疗仪的耳穴，按普通耳针疗法进行操作。

(八)耳穴贴压疗法

1.处方　主穴、配穴同时取用，两侧交替。

(1)主穴：取一侧的大脑皮质、皮质下、脑干。

(2)配穴：取另一侧的交感、枕、颞。

2.操作方法　用王不留行籽进行贴压法。常规消毒后，用5mm×5mm的医用胶布将王不留行籽固定于选用的耳穴，每穴固定1粒。让患者每天自行按压3～5次，每个穴位每次按压2～3min，按压的力量以有明显的痛感但又不过分强烈为度。隔2～3天更换1次，双侧耳穴交替使用。

(九)按语

采用针刺疗法治疗本病的同时，应鼓励患者多饮水，如每日口服盐水2000～3000mL，取头低位卧床休息有利于头痛缓解。

六、其他原因引起的头痛

眼、鼻、鼻旁窦、耳等部位的许多疾病均可引起头痛。

(一)临床表现

(1)青光眼、虹膜炎、眼眶肿瘤、球后视神经炎、高度远视、眼外肌不平衡等原因均可引起球后或额颞区的疼痛。

(2)鼻腔或鼻旁窦发炎时，因黏膜充血水肿可引起牵涉性头痛。急性鼻旁窦炎时常引起眼球周围或额颞区的头痛。因鼻旁窦内的脓性分泌物经过一夜睡眠后积聚增多，所以患者清晨起床后头痛特别严重，待脓液排出后头痛明显减轻。

(3)急性乳突炎可引起耳后部疼痛。

(4)病毒性膝状神经节带状疱疹引起的疼痛常位于外耳道内或耳后，疼痛数日后出现带状疱疹及面瘫。

(5)颈源性头痛。

此外,鼻腔肿瘤、鼻咽部肿瘤、牙周脓肿、下颌关节功能障碍等均可引起头部的牵涉性疼痛。颅内的占位性病变及高血压亦可引起头痛。

(二)辅助检查

应结合原发性疾病的一系列症状注意进行相应的检查。

(三)治疗

对这一类头痛主要做病因治疗。非占位性病变引起的头痛,可把针灸疗法作为主要的治疗方法来使用。但占位性病变引起的头痛,只能把针灸疗法作为辅助的治疗方法来使用。具体的治疗方法可参考其他的有关文献,在此不作详述。

(四)按语

(1)除占位性病变引起的头痛之外,一般情况下,针灸疗法对各类头痛均具有较好的疗效。

(2)应重点对原发性疾病进行治疗。

第七节 眩 晕

眩是指眼花或眼前发黑,晕是指头晕或感觉自身或外界景物旋转。二者常同时并见,故统称为“眩晕”。轻者闭目即止,重者如坐车船,旋转不定,不能站立,或伴有恶心、呕吐、汗出,甚则昏倒等症状。本病多因阴虚则肝风内动,血少则脑失濡养,精亏则髓海不足,或痰浊壅遏、上蒙清窍所致。

西医学的耳源性眩晕以及高血压、贫血、神经官能症、颈椎病等引起的眩晕症状均属本病范畴。

一、辨证

本病以头晕、眼花为主要症状,临床根据病因不同分为肝阳上亢、气血亏虚、肾精不足以及痰浊中阻型眩晕。

1.肝阳上亢　眩晕耳鸣,头痛且胀,每因烦劳或恼怒而头晕、头痛剧增,面时潮红,急躁易怒,少寐多梦,口苦,舌质红,苔黄,脉弦。

2.气血亏虚　眩晕动则加剧,劳累继发,伴面色苍白,唇甲不华,心悸失眠,神疲懒言,食欲不振,舌质淡,脉细弱。

3.肾精不足　眩晕伴神疲健忘,腰膝酸软,遗精耳鸣。偏于阴虚者,五心烦热,舌质红,脉弦细。偏于阳虚者,四肢不温,舌质淡,脉沉细。

4.痰浊中阻　眩晕而见头重如蒙,胸闷恶心,少食多寐,舌苔白腻,脉濡滑。

二、治疗

(一)针灸治疗

治则:平肝潜阳,补益气血,滋阴补肾,化痰息风。以督脉、足少阳经穴位为主。

主穴:百会、风池、太阳、印堂。

配穴:肝阳上亢加肝俞、肾俞、三阴交、太冲;气血亏虚加脾俞、足三里;肾精不足加肾俞、太溪、三阴交、绝骨;痰浊中阻加足三里、丰隆、太白。

操作:毫针刺,按虚补实泻进行操作。

方义:百会通督安神;风池清泻肝胆,潜阳止眩;太阳祛风止眩;印堂止眩宁神。

(二)推拿治疗

治则:虚补实泻,调整阴阳。以足太阳、足少阳经穴位为主。

取穴:百会、太阳、印堂、鱼腰、风池、肩井等。

手法:一指禅推法、按揉法、拿法、推法、摩法、擦法、拔伸法等。

操作:患者取坐位,从印堂穴开始向上沿发际至头维、太阳穴施以一指禅推法,于印堂、鱼腰、阳白、太阳、百会穴施以按揉法,从前额至风池穴施以五指拿法,从风池穴至大椎两侧膀胱经施以一指禅推法和拿法,两侧肩井穴施以拿法。

肝阳上亢,加桥弓穴推法,颞侧扫散法,期门、章门、肝俞、胆俞穴按揉法。气血亏虚,加背部督脉、膀胱经擦法,腹部摩法,脾俞、胃俞、足三里穴按揉法。肾精不足,加肾俞、命门穴按揉法,腰骶部和涌泉穴擦法,以透热为度。痰浊中阻,加中脘、天枢穴按揉法,腹部摩法。颈椎病者,加颈椎拔伸法等推拿微调手法。

(三)其他治疗

1.头针　眩晕伴耳鸣、听力减退者,取晕听区。取坐位或仰卧位,局部常规消毒后,用消毒之28～32号2.5寸长的不锈钢毫针,与头皮呈30°左右夹角,用夹持进针法刺入帽状腱膜下,达到该区的应用长度后,用示指桡侧面与拇指掌侧面夹持针柄,以示指掌指关节连续屈伸,使针身左右旋转,每分钟捻转200次左右,捻转2～3min,留针5～10min,每日或间日针1次。

2.耳针　选神门、枕、内耳,用中、强刺激,每日1次,每次留针20～30min。

第八节　中　风

中风是以突然昏仆,不省人事,口眼歪斜,半身不遂或轻者不经昏仆,仅以口眼歪斜、半身不遂、语言蹇涩为主症的一种疾病。本病多由心、肝、脾、肾等脏阴阳失调,加以忧思恼怒,或饮酒饱食,或房事劳累,或外邪侵袭等诱因,以致气血运行受阻,肌肤筋脉失于濡养;或阴亏于下,肝阳暴张,阳化风动,血随气逆,挟痰挟火,横窜经隧,蒙蔽清窍,而形成上实下虚,阴阳互不维系所致。

西医学的急性脑血管疾病,如脑出血、脑梗死、脑栓塞等多属于本病的范畴。

一、辨证

本病以突然昏仆、不省人事、半身不遂,或半身不遂、口角歪斜、语言蹇涩为主要症状。根据病位浅深、病情轻重,可分为中经络与中脏腑两大类。中经络者,病位较浅,病情较轻,无神志改变,仅见半身不遂、口角歪斜、语言蹇涩等症;中脏腑者,病位较深、病情较重,伴见神志不清、歪僻不遂。

(一)中经络

病在经络,病情较轻。症见半身不遂,口角歪斜,舌强语蹇,肌肤不仁,吞咽障碍,脉弦滑等。中经络可因络脉空虚、风邪入中或肝肾阴虚、风阳上扰引起。

1.络脉空虚　手足麻木,肌肤不仁,或突然口角歪斜、语言不利、口角流涎,甚则半身不遂,或兼见恶寒发热、肢体拘急、关节酸痛等症,舌苔薄白,脉浮弦或弦细。

2.肝肾阴虚　平素头晕头痛,耳鸣目眩,腰酸腿软,突然发生口角歪斜,舌强语蹇,半身不遂,舌质红或苔黄,脉弦细而数或弦滑。

(二)中脏腑

病在脏腑,病情急重。症见突然昏仆,神志迷糊,半身瘫痪,口歪流涎,舌强失语。根据病因病机不同，又可分为闭证和脱证。

1.闭证　多因气火冲逆，血菀于上，肝风鸱张，痰浊壅盛所致。症见神志不清，牙关紧闭，两手握固，面赤气粗，喉中痰鸣，二便闭塞，脉滑数或弦数。

2.脱证　由于真气衰微、元阳暴脱所致。症见昏沉不醒，目合口张，手撒遗尿，鼻鼾息微，四肢逆冷，脉细弱或沉伏。如见冷汗如油，面赤如妆，脉微欲绝或浮大无根，是真阳外越之危候。

二、治疗

（一）针灸治疗

1.中经络

治则：疏通经络，镇肝息风。取手、足阳明经穴位为主，辅以太阳、少阳经穴位。

主穴：肩髃、曲池、合谷、环跳、风市、阳陵泉、足三里、百会、地仓、颊车。

配穴：络脉空虚，风邪入中者加关元、气海、风池；肝肾阴虚、风阳上扰者加三阴交、太冲、肝俞、肾俞；语言蹇涩加哑门、廉泉。

操作：毫针刺，平补平泻。

方义：阳主动，肢体运动障碍，其病在阳，故本方取手、足三阳经穴位为主。阳明为多气多血之经，阳明经气血通畅，正气旺盛，则运动功能易于恢复，故在三阳经中又以阳明为主。口角歪斜为经脉瘀滞，筋肉失养所致，故近取地仓、颊车直达病所以疏筋活络。

2.中脏腑

(1)闭证。

治则：启闭开窍，取督脉、十二井穴为主，辅以手足厥阴、足阳明经穴位。

主穴：十二井、水沟、太冲、劳宫、丰隆。

配穴：神志不清加四神聪；二便闭塞加天枢、足三里；牙关紧闭加下关（双侧）。

操作：十二井穴点刺出血，余穴可用泻法。

方义：闭证由肝阳化风，心火暴盛，血随气升，上犯脑髓而致痰浊瘀血壅闭精髓，蒙蔽神明。十二井穴放血，可接通经气、决壅开窍；督脉连贯脑髓，水沟为督脉要穴，有启闭开窍之功效；泻肝经原穴太冲，可镇肝降逆，潜阳息风；泻心包经荥穴劳宫，可清心火而安神；丰隆为足阳明经络穴，有振奋脾胃气机、蠲浊化痰之功。

(2)脱证。

治则：回阳固脱。取任脉经穴。

主穴：关元、神阙。

操作：用灸法。

方义：元阳外脱，必从阴以救阳。关元为任脉与足三阴的会穴，为三焦元气所出，联系命门真阳，是阴中有阳的穴位；脐为生命之根蒂，神阙位于脐中，为真气所系，故重灸二穴，以回阳固脱。

（二）推拿治疗

治则：疏通经脉，调和气血，促进功能恢复。取手、足阳明经穴位为主，辅以太阳、少阳经穴位。

取穴：肩髃、曲池、手三里、合谷、环跳、委中、阳陵泉、承山、伏兔、风市、足三里等。

手法：㨰法、按揉法、捻法、拔伸法、四肢关节被动活动。

操作：患者取仰卧位，患侧上肢内外侧施以㨰法，并配合患肢肩、肘、腕关节的被动活动；于肩髃、曲池、手三里、合谷穴施以按揉法；患侧手指及其指间关节施以拔伸法和捻法；自肩部至腕部施以拿法。患肢下肢内外侧施以㨰法，并配合患肢髋、膝、踝关节的被动活动；于髀关、风市、伏兔、血海、梁丘、内膝眼、足三里、阳陵泉、三阴交穴施以按揉法；踝关节及足趾施以拔伸法和捻法；大腿和小腿施以拿法。患者取俯卧位(或患侧在上的侧卧位),背部、腰骶部、臀部及下肢施以㨰法,并配合腰后伸、髋后及及膝屈伸等被动活动;肾俞、大肠俞、环跳、承扶、委中、承山等膀胱经穴施以按揉法。

(三)其他治疗

1.头针　取病变对侧运动区为主,可配足运感区,失语用语言区。陕速捻转,持续2～3min,反复3～4次。

2.电针　取穴同体针,一般选2～3对穴,采用疏波或断续波,每次20～30min,每日1次。

3.眼针　治中风偏瘫取上、下焦区穴针刺。

4.水针　取夹脊穴5～14、足三里、阳陵泉、悬钟、承山、风市、解溪等穴,每次选1～3穴,用5%防风注射液,或5%人参注射液,或654—2,每穴注入0.3～0.5mL,隔日治疗1次,15次为1疗程。

5.穴位埋线　取手三里、足三里、阳陵泉、承山、三阴交等穴,每次选1～3穴,埋羊肠线,每月1次。本法主要用于治疗中风后遗症偏瘫患者。

第九节　面　瘫

面瘫是以口眼歪斜为主要症状的一种疾病。多由络脉空虚,感受风邪,使面部经筋失养,肌肉纵缓不收所致。

西医学的周围性面神经炎属于本病范畴。

一、辨证

本病以口眼歪斜为主要症状。起病突然,多在睡眠醒后,发现一侧面部麻木、松弛、示齿时口角歪向健侧,患侧露睛流泪、额纹消失、鼻唇沟变浅。部分患者伴有耳后、耳下乳突部位疼痛,少数患者可出现患侧耳道疱疹、舌前2/3味觉减退或消失及听觉过敏等症。病程日久,可因患侧肌肉挛缩,口角歪向病侧,出现“倒错”现象。根据发病原因不同可分为风寒证和风热证。

1.风寒证　多有面部受凉因素,如迎风睡眠,电风扇对着一侧面部吹风过久等。

2.风热证　多继发于感冒发热之后,常伴有外耳道疱疹、口渴、舌苔黄、脉数等症。

二、治疗

(一)针灸治疗

治则:疏风通络、濡养经脉,取手足少阳、阳明经穴位。

主穴:风池、翳风、地仓、颊车、阳白、合谷。

配穴:风寒加风门、外关;风热加尺泽、曲池。

操作:急性期用平补平泻法,恢复期用补法,面部穴可用透刺法,如地仓透颊车,阳白透鱼腰等。

方义:本病为风邪侵袭面部阳明、少阳脉络,故取风池、翳风以疏风散邪;地仓、颊车、阳白等穴以疏通阳明、少阳经气,调和气血;“面口合谷收”,合谷善治头面诸疾。

(二)推拿治疗

治则:祛风活血通络,以局部取穴为主。

取穴:印堂、阳白、太阳、四白、迎香、地仓、颊车、下关、承浆、风池、合谷等。

手法:一指禅推法、抹法、揉法、拿法等。

操作:患者取仰卧位,于患侧印堂、攒竹、阳白、太阳、四白、睛明、迎香、地仓、颧髎、下关、颊车穴施以一指禅推法，印堂至神庭、印堂至两侧太阳穴分别施以双手分抹法，前额及面颊部施以大鱼际揉法。患者取坐位，拿风池、肩井穴，按揉合谷穴。

（三）其他治疗

1.水针　选翳风、牵正等穴，用维生素 B_1 或 B_{12} 注射液，每穴注入 0.5～1mL，每日或隔日 1 次。

2.皮肤针　用皮肤针叩刺阳白、太阳、四白、牵正等穴，使轻微出血，用小罐吸拔 5～10min，隔日 1 次。本法适用于发病初期，或面部有板滞感觉等面瘫后遗症。

3.电针　选地仓、颊车、阳白、合谷等穴。接通电针仪治疗 5～10min，刺激强度以患者感到舒适、面部肌肉微见跳动为宜。本法适用于病程较长者。

第十节　面　痛

面痛是指以眼、面颊部抽掣疼痛为主要症状的一种疾病。多由于风邪侵袭，阳明火盛、肝阳亢逆、气血运行失畅所致。

西医学的三叉神经痛属于本病范畴。

一、辨证

本病以眼、面颊阵发性抽掣疼痛为主要症状，根据病因不同分为风寒、风热、瘀血面痛。

1.风寒外袭　疼痛为阵发性抽掣样痛，痛势剧烈，面色苍白，遇冷加重，得热则舒，多有面部受寒因素，舌淡苔白，脉浮紧。

2.风热浸淫　疼痛阵作，为烧灼性或刀割性剧痛，痛时颜面红赤，汗出，目赤，口渴，遇热更剧，得寒较舒，发热或着急时发作或加重，舌质红，舌苔黄，脉数。

3.瘀血阻络　面痛反复发作，多年不愈，发作时疼痛如锥刺难忍，面色晦滞，少气懒言，语声低微，舌质紫黯，苔薄，脉细涩。

二、治疗

（一）针灸治疗

治则：疏通经脉，活血止痛。以手、足阳明经穴位为主。

主穴：百会、阳白、攒竹、四白、迎香、下关、颊车、合谷。

配穴：风寒外袭加风门、风池、外关；风热浸淫加大椎、关冲、曲池；瘀血阻络加太冲、血海。

操作：毫针刺，用泻法。

方义：本方以近部取穴为主，远部取穴为辅，旨在疏通面部筋脉气血，散寒清热，活血通络止痛。

（二）推拿治疗

治则：疏通经络，调和气血，解痉止痛。以手、足阳明经穴位为主。

取穴：阿是穴、百会、太阳、阳白、攒竹、四白、颧髎、迎香、下关、颊车、合谷等。

手法：一指禅推法、按揉法、扫散法、揉法、点按法、拿法。

操作：患者取仰卧位，从太阳至头维、太阳至下关、沿两眼眶呈“∞”字形，依次施以一指禅推法，往返 5～6 遍；于阿是穴、阳白、四白、颧髎、下关穴施以按揉法；于头颞部施以扫散法；于前额及面部施以大鱼际揉法；于合谷穴施以点按法。

（三）其他治疗

1.耳针　选面颊、上颌、下颌、额、神门等穴，每次取 2～3 穴，毫针刺，强刺激，留针 20～30min，约隔 5min 行针 1 次；或用埋针法。

2.水针　用维生素 B_{12} 或 B_1 注射液，或用 2%利多卡因注射液，注射压痛点，每次取 1～2 点，每点注入 0.5mL，隔 2～3 天注射 1 次。

第十一节　心　悸

心悸是指患者自觉心中悸动，惊慌不安，甚则不能自主的一种病证。本病可在多种疾病中出现，常与失眠、健忘、眩晕、耳鸣等并存。本证的发生多因久病体虚、忧思惊恐、劳倦、汗出受邪等，使心失所养，或邪扰心神，致心跳异常，悸动不安。

西医学的某些器质性或功能性疾病如冠心病、风湿性心脏病、高血压性心脏病、肺源性心脏病、各种心律失常以及贫血、低钾血症、心脏神经官能症等出现心悸属于本病的范畴。

一、辨证

本病以自觉心跳心慌，时作时息，并有善惊易恐，坐卧不安，甚则不能自主为主要症状。根据临床表现不同分为心虚胆怯、心脾两虚、阴虚火旺、心脉瘀阻和水气凌心型。

1.心虚胆怯　惊悸不安，因惊恐而发，气短自汗，神疲乏力，少寐多梦，舌淡苔薄，脉细数。

2.心脾两虚　心悸不安，头晕目眩，易出汗，纳差乏力，面色淡，失眠健忘，多梦，舌淡苔薄白，脉细弱。

3,阴虚火旺　心烦少寐，头晕目眩，耳鸣腰酸，遗精盗汗，口干，舌红苔薄白，脉细数。

4.心脉瘀阻　胸闷心痛阵发，气短乏力，舌紫黯或有瘀斑，脉沉细或结代。

5.水气凌心　胸闷气喘，不能平卧，咯吐大量泡沫痰涎，形寒肢冷，面浮肢肿，舌淡苔白滑，脉沉细。

二、治疗

（一）针灸治疗

治则：调理心气，安神定悸。以手厥阴、手少阴经穴位为主。

主穴：内关、郄门、神门、巨阙、心俞。

配穴：心虚胆怯者，加胆俞、通里；心脾两虚者，加脾俞、足三里；阴虚火旺者，加肾俞、太溪；心脉瘀阻者，加膻中、膈俞；水气凌心者，加膻中、神阙、气海。

操作：内关、郄门、神门用泻法或平补平泻法；心俞、巨阙用补法。

方义：内关系心包经络穴，配郄穴郄门可调理心气，疏导气血；心经原穴神门，可宁心安神定悸；心之募穴巨阙，可益心气，宁心神，理心气；心俞可补益，心气，调理气机，镇惊宁神。

（二）推拿治疗

治则：养心、安神、定悸。以督脉、足太阳、手厥阴及手少阴经穴位为主。

取穴：膻中、中府、云门、内关、心俞、肺俞、膈俞、肾俞、神门等。

手法：一指禅推法、摩法、按揉法、拿法、擦法。

操作：患者取仰卧位，于膻中穴施以一指禅推法（或按揉法）；于中府、云门穴施以指摩法；于内关穴施以按揉法。患者取侧卧位，于心俞、肺俞、膈俞穴施以一指禅推法。

心虚胆怯，加拿风池和按揉神门；心脾两虚，加按揉血海、足三里；阴虚火旺，加分推印堂至太阳；心脉瘀阻，加心俞至膈俞穴一线擦法；水气凌心，加心俞至肾俞穴一线擦法。

（三）其他治疗

1.穴位注射　选穴参照体针治疗，用维生素 B_1 或 B_{12} 注射液，每穴注射 0.5mL，隔日 1 次。

2.耳针　选交感、神门、心、脾、肝、胆、肾等，毫针刺，轻刺激。亦可用揿针埋藏或用王不留行籽贴压。

第十二节　不　寐

不寐又称“失眠”、“不得卧”等，是以经常不能获得正常睡眠，或入睡困难，或睡眠时间不足，或睡眠不深，严重者彻夜不眠为特征的病证。本证多因思虑劳倦，内伤心脾，生血之源不足，心神失养所致；或因惊恐、房劳伤肾，以致心火独盛，心肾不交，神志不宁；或因体质素弱，心胆虚怯，情志抑郁，肝阳扰动以及饮食不节，脾胃不和所致。

西医学的神经官能症、围绝经期综合征、慢性消化不良、贫血、动脉粥样硬化症等以不寐为主要临床表现时属于本病范畴。

一、辨证

本病以经常不易入睡，或寐而易醒，甚则彻夜不眠为主要症状。根据病因的不同分为心脾两虚、心胆气虚、心肾不交、肝阳上扰和脾胃不和型。

1.心脾两虚　多梦易醒，心悸健忘，头晕目眩，面色无华，纳差倦怠，易汗出，舌淡苔白，脉细弱。

2.心胆气虚　心悸胆怯，多梦易醒，善惊多恐，多疑善虑，舌淡，脉弦细。

3.心肾不交　心烦不寐，或时寐时醒，头晕耳鸣，心悸健忘，遗精盗汗，口干舌红，脉细数。

4.肝阳上扰　心烦，不能入寐，急躁易怒，头晕头痛，胸胁胀满，面红口苦，舌红苔黄，脉弦数。

5.脾胃不和　睡眠不安，脘闷嗳气，嗳腐吞酸，心烦，口苦痰多，舌红苔厚腻，脉滑数。

二、治疗

（一）针灸治疗

治则：宁心安神，清热除烦。以八脉交会穴、手少阴经穴为主。

主穴：照海、申脉、神门、安眠、四神聪。

配穴：心脾两虚者，加心俞、脾俞、三阴交；心胆气虚者，加丘墟、心俞、胆俞；心肾不交者，加太溪、涌泉、心俞；肝阳上扰者，加行间、侠溪；脾胃不和者，加太白、公孙、足三里。

操作：毫针刺，照海用补法，申脉用泻法。神门、安眠、四神聪，用平补平泻法；对于较重的不寐患者，四神聪可留针 1～2h；配穴按虚补实泻法操作。

方义：照海、申脉为八脉交会穴，分别与阴跷脉、阳跷脉相通，可以调理阴阳，改善睡眠，若阳跷脉功能亢盛则失眠，故补阴泻阳使阴、阳跷脉功能协调，不眠自愈。心藏神，心经原穴神门，心包经络穴内关可以宁心安神；安眠、四神聪穴可以健脑益髓、镇静安神。

（二）推拿治疗

治则：调理脏腑，镇静安神。以足太阳经、督脉及任脉穴位为主。

取穴：印堂、神庭、太阳、睛明、攒竹、百会、风池、肩井、心俞、脾俞、肾俞、命门等。

手法：一指禅推法、抹法、按揉法、扫散法、拿法、摩法、擦法。

操作：患者取仰卧位，从印堂至神庭、印堂至太阳、沿两眼眶呈“∞”字形，依次施以一指禅推法，往返 5～6 遍，再依次施以双手抹法，往返 5～6 遍；于印堂、攒竹、睛明、太阳、神庭、百会穴施以按揉法。患者取坐位，于头颞侧施以扫散法；前额至风池（包括风池穴）以及肩井穴施以拿法。

心脾两虚或心胆气虚，加心俞、脾俞、内关、足三里、三阴交穴按揉法，心俞至脾俞一线擦法；心肾不交，加肾俞至命门一线以及涌泉穴擦法；肝阳上扰，加桥弓穴推法；脾胃不和，加腹部摩法。

（三）其他治疗

1.耳针　选皮质下、心、肾、肝、神门。毫针刺，或揿针埋藏，或王不留行籽贴压。

2.皮肤针　自项至腰部督脉和足太阳经背部第1侧线，用梅花针自上而下叩刺，叩至皮肤潮红为度，每日1次。

3.拔罐　自项至腰部足太阳经背部侧线，用火罐自上而下行走罐，以背部潮红为度。

4.电针　选四神聪、太阳，接通电针仪，用较低频率，每次刺激30min。

第十三节　胸　痹

胸痹是指以胸部闷痛，甚则胸痛彻背，喘息不得卧为主症的一种疾病，轻者仅感胸闷如窒，呼吸欠畅，重者则有胸痛，严重者心痛彻背、背痛彻心，并有短气、喘息等症。胸痹多由年老心肺气虚，或恣食肥甘生冷，或思虑过度，致脾虚生湿，湿痰内蕴，胸阳不展，气机阻滞而引起。以上诸因素均可致心脉阻滞，气血运行不畅，不通则痛而发为胸痹。

西医学的冠状动脉粥样硬化性心脏病、慢性气管炎、肺气肿等发生的胸痛均属于本病范畴。

一、辨证

本病以胸部闷痛，甚则胸痛彻背，短气、喘息为主要症状。根据病因分为虚寒证、痰浊证、瘀血证三型。

1.虚寒证　胸痛彻背，心悸，胸闷短气，恶寒，肢冷，受寒则甚，舌苔白滑或腻，脉沉迟。

2.痰浊证　胸部闷痛，或痛引背部，气短喘促，咳嗽，痰多黏腻色白，舌苔白腻，脉缓。

3.瘀血证　胸痛如刺，或绞痛阵发，痛彻肩背，胸闷短气，心悸，唇紫，舌质黯，脉细涩或结代。

二、治疗

（一）针灸治疗

治则：活血通络，宽胸理气。取俞募穴和手少阴、厥阴经穴位。

主穴：心俞、内关、阴郄、膻中。

配穴：虚寒者，加灸肺俞、风门、气海或关元；痰浊者，加太渊、丰隆；瘀血者，加膈俞。

操作：毫针平补平泻法，内关行捻转泻法1～3min。

方义：心俞为心的募穴，可缓解心痛；内关是心包经络穴，能活血通络而止痛；阴郄为心经郄穴，可缓急止痛；膻中为心包经募穴，又为气会，可疏调气机，治心胸疾患。

（二）推拿治疗

治则：宽胸，理气，止痛。取俞募穴和手厥阴经穴位。

取穴：阿是穴、心俞、厥阴俞、膈俞、膻中、内关。

手法：按揉法、摩法、擦法。

操作：患者取侧卧位，于背部阿是穴、心俞、厥阴俞、膈俞穴先施以按揉法，再施以擦法，以透热为度。患者取仰卧位，于膻中穴施以按揉法；于中府、云门穴施以指摩法；于内关穴施以按揉法。

（三）其他治疗

耳针：取心、小肠、交感、皮质下为主，辅以脑点、肺、肝、胸、枕。每次选3～5穴，毫针刺，强刺激，留针1h，隔日1次。

第十四节　郁　证

郁证是以心情抑郁、情绪不宁、胸部满闷、胁肋胀满，或易怒易哭，或咽中如有异物哽塞等为主要临床表现的一类病证。本病主要是因情志内伤，肝失疏泄，脾失健运，心神失养，脏腑阴阳气血失调所致。

西医学的神经官能症、癔病、焦虑症及围绝经期综合征等均属于本病范畴。

一、辨证

本病以精神抑郁善忧，情绪不宁或易怒易哭为主要症状。根据病因可分为肝气郁结、气郁化火、痰气郁结、心神惑乱、心脾两虚和肝肾亏虚型。

1.肝气郁结　胸胁胀满，脘闷嗳气，不思饮食，大便不调，脉弦。

2.气郁化火　性情急躁易怒，口苦而干，或头痛、目赤、耳鸣，或嘈杂吐酸，大便秘结，舌红，苔黄，脉弦数。

3.痰气郁结　咽中如有物哽塞，吞之不下，咯之不出，苔白腻，脉弦滑。

4.心神惑乱　精神恍惚，心神不宁，多疑易惊，悲忧善哭，喜怒无常，或手舞足蹈等，舌淡，脉弦。

5.心脾两虚　多思善疑，头晕神疲，心悸胆怯，失眠健忘，纳差，面色不华，舌淡，脉细。

6.肝肾亏虚　眩晕耳鸣，目干畏光，心悸不安，五心烦热，盗汗，口咽干燥，舌干少津；脉细数。

二、治疗

（一）针灸治疗

治则：调神理气，疏肝解郁。以督脉及手足厥阴、手少阴经穴位为主。

主穴：水沟、内关、神门、太冲。

配穴：肝气郁结者，加曲泉、膻中、期门；气郁化火者，加行间、侠溪、外关；痰气郁结者，加丰隆、阴陵泉、天突、廉泉；心神惑乱者，加通里、心俞、三阴交、太溪；心脾两虚者，加心俞、脾俞、足三里、三阴交；肝肾亏虚者，加太溪、三阴交、肝俞、肾俞。

操作：水沟、太冲用泻法，内关、神门用平补平泻法。配穴按虚补实泻法操作。

方义：脑为元神之府，督脉入络脑，水沟可醒脑调神；心藏神，神门为心经原穴，内关为心包经络穴，二穴可调理心神而安神定志；内关又可宽胸理气，太冲可疏肝解郁。

（二）推拿治疗

治则：理气安神解郁。以督脉及膀胱经穴位为主。

取穴：心俞、厥阴俞、肝俞、脾俞、印堂、太阳、百会、膻中、章门、期门等。

手法：㨰法、一指禅推法、按揉法、分推法、抹法、拿法、擦法等。

操作：患者取俯卧位，于背部脊柱两侧膀胱经施以攘法；于心俞、厥阴俞、肝俞、脾俞施以一指禅推法；再沿心俞至脾俞一线施以擦法，以透热为度。患者取仰卧位，于膻中、章门、期门穴施以按揉法；沿膻中至两胁施以分推法。患者取坐位，于印堂至神庭、印堂至太阳、沿两眼眶呈“∞”字形，依次施以一指禅推法，再依次施以双手抹法，各往返5～6遍；于印堂、太阳、百会穴施以按揉法。头顶至风池及肩井施以拿法。

（三）其他治疗

1.耳针　选神门、心、交感、肝、脾。毫针刺，留针 15min，或揿针埋藏，或王不留行籽贴压。

2.穴位注射　选心俞、膻中。用丹参注射液，每穴每次 0.3～0.5mL，每日 1 次。

第十五节　癫　狂

癫狂是以精神错乱、言行失常为主要症状的一种疾病。癫证以沉默痴呆、语无伦次、忧郁苦闷、静而多喜为特征；狂证以喧扰不宁、躁妄打骂、哭笑无常、动而多怒为特征。癫属阴、狂属阳，两者病情可相互转化，故统称癫狂。癫狂主要是由于七情内伤、痰气上扰、气血凝滞，使机体阴阳平衡失调，不能互相维系，以致阴盛于下，阳亢于上，心神被扰，神明逆乱所致。

西医学的精神分裂症、狂躁性精神病、抑郁性精神病、反应性精神病、围绝经期精神病等均属本病范畴。

一、辨证

本病以精神错乱、言行失常为主要症状。根据表现症状不同分为癫证和狂证。癫证属阴多呆静，狂证属阳多躁动。

1.癫证　沉默痴呆，精神抑郁，表情淡漠，或喃喃自语，语无伦次，或时悲时喜，哭笑无常，不知秽洁，不知饮食，舌苔薄腻，脉弦细或弦滑。

2.狂证　始则性情急躁，头痛失眠，面红目赤，两目怒视等症；继则妄言责骂，不分亲疏，或毁物伤人，力过寻常，虽数日不食，仍精神不倦，舌质红绛，苔黄腻，脉弦滑。

二、治疗

（一）针灸治疗

1.癫证

治则：涤痰开窍，宁心安神。取背俞穴为主，佐以手少阴、足阳明经穴位。

主穴：肝俞、脾俞、心俞、神门、丰隆。

配穴：痰气郁结加膻中、太冲；心脾两虚加三阴交、大陵；不思饮食加足三里、中脘；心悸易惊加内关。

操作：毫针刺，痰气郁结可用泻法，心脾两虚用补法。

方义：病因痰气郁结、蒙蔽心窍所致，故取肝俞以疏肝解郁，脾俞以健脾化痰，心俞以宁心开窍，神门以醒神宁心，丰隆以涤痰化浊，痰气消散，癫证自愈。

2.狂证

治则：清心豁痰。以任脉、督脉、手厥阴和足少阴经穴位为主。

主穴：大椎、风府、内关、丰隆、印堂、水沟。

配穴：痰火上扰加劳宫；火盛伤阴加大钟。

操作：毫针刺，用泻法。

方义：本病由痰火扰心所致，取大椎、水沟能清热醒神，风府、印堂醒脑宁神，内关、丰隆祛痰开窍、宁心安神。

（二）推拿治疗

治则：理气化痰，宁心安神。取背俞穴为主。适用于稳定期患者，应有家属陪同，并配合心理及语言治疗。

取穴：心俞、厥阴俞、肝俞、脾俞、印堂、太阳、百会、膻中、内关、章门、期门等。

手法：㨰法、一指禅推法、按揉法、分推法、抹法、拿法、擦法等。

操作：患者取俯卧位，于背部脊柱两侧膀胱经施以㨰法；于心俞、厥阴俞、肝俞、脾俞施以一指禅推法；再沿心俞至脾俞一线施以擦法，以透热为度。患者取仰卧位，于膻中、章门、期门穴施以按揉法；沿膻中至两胁施以分推法。患者取坐位，于印堂至神庭、印堂至太阳、沿两眼眶呈“∞”字形，依次施以一指禅推法，再依次施以双手抹法，各往返 5～6 遍；于印堂、太阳、百会穴施以按揉法。头顶至风池、颈项、肩井及双上肢分别施以拿法；于内关、合谷穴施以按揉法。

（三）其他治疗

1.水针　选心俞、巨阙、间使、足三里、三阴交穴，每次选用 1～2 穴，用 25～50mg 氯丙嗪注射液，每日注射 1 次，各穴交替使用。本法适用于狂证。热重加大椎、百会，狂怒加太冲、支沟。

2.耳针　选心、皮质下、肾、枕、额、神门。毫针刺，每次选用 3～4 穴，留针 30min。癫证用轻刺激，狂证用强刺激。

3.头针　选运动区、感觉区、足运感区。用 1.5 寸毫针沿皮刺入，左右捻转 1min，留针 20～30min。

4.电针　水沟、百会、大椎、风府透哑门。每次选用一组穴，针后接通电针仪治疗 15～20min。

第十六节　痴　呆

痴呆是以呆傻愚笨为主要症状的一种神志疾病。其轻者可见神情淡漠、少言寡语、善忘、迟钝等症，重者常表现为终日不语，或闭门独居，或口中喃喃自语，或言辞倒错，或哭笑无常，或不欲饮、数日不知饥饿等。本病主要由禀赋不足，肾精亏损，髓海空虚，或脾虚湿盛，痰湿上犯，或气血虚弱，脑失所养所致。

西医学的先天性痴呆或精神病之后出现的痴呆、脑血管性痴呆、阿尔茨海默病等属于本病范畴。

一、辨证

本病以呆傻愚笨为主要症状，根据病因不同分为禀赋不足、肾精亏损、痰浊阻窍、气血虚弱型。

1.禀赋不足　自幼年起病，多有发育畸形，如头颅偏小，囟门迟闭，眼裂较窄，嘴向外凸，舌体肥大，吐词不清等；成年后神情呆板，反应迟钝，虽能言语，但常词不达意，记忆力差，智力明显低于常人。其重者，神情呆滞，日常生活不能自理。舌体淡胖，舌质多偏暗，舌苔薄白或白腻，脉细滑或细缓。

2.肾精亏损　年老表情呆滞，行动迟缓，记忆力明显减退，言语迟钝，说话颠倒，行动幼稚，喜独居，时哭时笑，可伴头晕眼花，听力减退，腰膝酸软，发落齿摇，气短无力，心悸等，舌质暗淡，苔薄白，脉细弱无力。

3.痰浊阻窍　精神抑郁，表情呆钝，智力衰退，遇事善忘，言语不清，倦怠乏力，静而少言，或终日不语，呆若木鸡，或哭笑无常，或喃喃自语，伴胸闷脘痞，头重如裹，口多痰涎，舌质淡，苔白腻，脉滑。

4.气血虚弱　神情呆滞，智力不聪，在小儿多见发迟、语迟，面色苍白，食欲不振，唇淡，舌淡苔白，甚或无苔，小儿指纹色淡，或脉细弱。

二、治疗

（一）针灸治疗

治则：补肾益精，化痰通络。

主穴：四神聪、神庭、上星、本神、合谷、悬钟。

配穴：禀赋不足加命门、涌泉；肾精亏损加肾俞、太溪；痰浊阻窍加公孙、丰隆、中脘；气血虚弱加足三里。

操作：毫针刺，行平补平泻手法。

方义：脑为元神之府，本方主要选用局部腧穴四神聪、神庭、上星、本神，重在醒神开窍，方用合谷以疏通阳明之气血，用髓之会悬钟以补髓养脑。

（二）推拿治疗

治则：醒脑开窍，补髓养脑。以头面部取穴为主。应有家属陪同。

取穴：印堂、太阳、神庭、上星、囟会、前顶、百会、四神聪等。

手法：一指禅推法、抹法、按揉法、叩击法、拍打法、拿法等。

操作：患者取仰卧位，于印堂至神庭、印堂至太阳，依次施以一指禅推法，再依次施以双手抹法，各往返 5～6 遍。患者取坐位，头顶部（上星、囟会、前顶、百会）施以指端叩击法或手掌拍打法；前额至风池施以五指拿法，颈项部及肩井穴施以拿法。

（三）其他治疗

1.头针　选顶中线、顶颞前斜线、顶颞后斜线。将 2 寸长毫针刺入帽状腱膜下，快速行针，使局部有热感，或用电针刺激，留针 50min，隔日 1 次，30 次为 1 疗程。

2.耳针　选神门、皮质下、肾、脑点、交感、心、枕等穴。用 0.5 寸毫针，每次选用 2～3 穴（双侧取穴），每日 1 次，20 次为 1 疗程。或将王不留行用胶布固定在相应穴位上，每日按压数次。

3.刺血　取中冲、涌泉、劳宫。用三棱针直刺皮下 1 分深，放出 4～5 滴血，隔日放血 1 次。适用于智能发育不全者。

第十七节　痫　证

痫证是以突然仆倒、昏不知人、四肢抽搐、醒后如常人等为主要症状的反复发作性神志异常的一种疾病。主要由于七情失调，痰浊阻滞，气机逆乱，阳升风动所致。

西医学的癫痫属于本病范畴。

一、辨证

本病以突然意识丧失，发则仆倒，不省人事，强直抽搐，口吐涎沫，两目上视或口中怪叫，移时苏醒，醒后如常为主要症状。发作前可伴眩晕、胸闷等先兆，发作后常有疲乏无力等症状。临床根据病因不同及病有虚实分为肝风痰浊、肝风痰热、肝肾阴虚、脾胃虚弱之痫证。

1.肝风痰浊　在发作前常有眩晕、胸闷、乏力等症，发则突然跌倒，神志不清，抽搐吐涎，或有尖叫与二便失禁等。也可仅有短暂神志不清，或精神恍惚而无抽搐，舌苔白腻，脉多弦滑。

2.肝火痰热　发作时昏仆抽搐吐痰，或有叫吼。平日情绪急躁，心烦失眠，咳痰不爽，口苦而干，便秘，舌红苔黄腻，脉弦滑数。

3.肝肾阴虚　痫证发作日久，记忆力差，腰酸头晕，或大便干燥，舌质红苔少，脉细数。

4.脾胃虚弱　痫证发作日久，神疲乏力，眩晕时作，食欲不佳，面色不华，大便溏薄，或有恶心呕吐，舌质淡，脉濡弱。

二、治疗

（一）针灸治疗

治则：镇肝息风，豁痰开窍，滋补脾肾。以督脉穴位为主。

主穴：发作时：水沟、风府、大椎、内关、后溪、申脉、涌泉。

间歇期：鸠尾、长强、大椎、腰奇、间使、行间、丰隆。

配穴：肝风痰浊加大陵、肝俞；肝火痰热加劳宫；肝肾阴虚加神门、太溪；脾胃虚弱加脾俞、足三里、中脘。

操作：发作时用泻法，水沟施雀啄法，大椎、后溪、申脉、涌泉用捻转提插泻法，间歇期补泻结合。

方义：水沟为督脉手足阳明之会，主一身之阳气，可调节督脉，统领阳气，驾驭神机，开窍定痫；风府、大椎清泻风阳，宁神开窍；后溪通于督脉，为治痫要穴；涌泉为足少阴肾经之井穴，能滋水潜阳。间歇期取任脉络穴鸠尾，配诸阳脉交会穴大椎，有平调阴阳逆乱的功能；长强、鸠尾意在交通任督二脉，为治痫要穴；间使疏通心包经气，其与腰奇穴同为治痫证之经验穴；行间、丰隆祛风化痰。

（二）推拿治疗

治则：镇肝息风，豁痰开窍，滋补脾肾，安神解乏。以督脉、足太阳经穴位为主。

取穴：水沟、内关、神门、丰隆、三阴交、风池、肩井等。

手法：掐法、拿法、按揉法等。

操作：发作时令患者取仰卧位，以拇指指端或指甲于水沟穴施以掐法，点按内关、神门穴，反复数次，直至患者苏醒或症状稳定。

患者苏醒后或间歇期取仰卧位，两侧上肢和下肢分别自上而下施以拿法，往返数次。患者取俯卧位，背部夹脊穴或背俞穴自上而下施以按揉法。患者取坐位，风池、颈项和肩井施以拿法。

肝风痰浊或肝火痰热者，加丰隆穴按揉法，肝俞、胆俞穴及两胁部擦法；肝肾阴虚者，加三阴交、太溪穴按揉法；脾胃虚弱者，加足三里穴按揉法，脾俞、胃俞穴擦法。

（三）其他治疗

水针：选足三里、内关、大椎、风池。采用维生素 B_1 或 B_{12} 注射液 0.5～1mL，每次 2～3 穴。

第十八节　胃脘痛

胃脘痛是指以上腹胃脘部疼痛为主要症状的病证。由于疼痛部位近心窝部，古人又称“心痛”、“胃心痛”、“心腹痛”、“心下痛”等。本病多由外感邪气、内伤饮食或情志、脏腑功能失调等导致气机郁滞、胃失所养而引起。

西医学的急性胃炎、慢性胃炎、胃溃疡、十二指肠溃疡、功能性消化不良、胃黏膜脱垂等病以上腹部疼痛为主要症状者，属于本病范畴。

一、辨证

本病以上腹胃脘部疼痛为主要症状。根据发病原因不同可分为寒邪犯胃、饮食停滞、肝气犯胃、气滞血瘀、脾胃虚寒、胃阴不足等证型。

1.寒邪犯胃　疼痛较剧,得温痛减,遇寒痛增,口不渴,喜热饮,苔薄白,脉弦紧。

2.饮食停滞　疼痛胀满,嗳腐吞酸,呕吐或矢气后痛减,大便不爽,苔厚腻,脉滑。

3.肝气犯胃　疼痛胀满,痛连胁肋,嗳气吞酸喜叹息,每因情志因素诱发,苔薄白,脉弦。

4.气滞血瘀　胃痛拒按,痛有定处,食后痛甚,舌紫黯或有瘀斑,脉细涩。

5.脾胃虚寒　疼痛缠绵,时轻时重,神疲乏力,纳呆便溏,或泛吐清水,舌淡苔薄,脉虚弱或迟缓。

6.胃阴不足　隐痛灼热,饥不欲食,咽干口燥,大便干结,舌红少津,脉弦细或细数。

二、治疗

(一)针灸治疗

治则:和胃止痛。以足阳明、手厥阴经穴位及相应募穴为主。

主穴:中脘、内关、足三里、梁丘。

配穴:寒邪犯胃者加胃俞;饮食停滞者加下脘、梁门;肝气犯胃者加太冲;气滞血瘀者加膈俞;脾胃虚寒者加气海、关元、脾俞、胃俞;胃阴不足者加三阴交、内庭。

操作:毫针刺,实证用泻法,虚证用补法。脾胃虚寒者,可针灸并用。

方义:中脘为胃之募穴,足三里为足阳明经合穴、下合穴,两穴合用能和胃止痛。内关是八脉交会穴,通于阴维脉,主治胃痛、恶心。梁丘为足阳明胃经郄穴,善治胃痛。

(二)推拿治疗

治则:和胃止痛。以任脉、足阳明经穴位及相应背俞穴为主。急性胃炎、消化性溃疡出血期及胃肿瘤禁用推拿疗法。

取穴:中脘、上脘、足三里、脾俞、胃俞、八髎等。

手法:一指禅推法、按揉法、摩法、擦法。

操作:患者取仰卧位,于上脘、中脘、气海穴施以一指禅推法;于足三里穴施以按揉法;于上腹部施以摩法。

寒邪犯胃者,加脾俞、胃俞按揉法及擦法;饮食停滞者,加全腹顺时针摩法;肝气犯胃者,加膻中、期门、章门穴按揉,加两胁擦法;脾胃虚寒或胃阴不足者,加气海、关元按揉法,加背部脾俞至骶部八髎穴擦法。

(三)其他治疗

1.耳针　选脾、胃、肝、交感、神门、皮质下。毫针刺,中等强度,或用埋针法或贴压法。

2.穴位注射　选中脘、足三里、肝俞、胃俞、脾俞,每次取2穴,以黄芪、丹参或当归注射液,每穴注入1ml,每日或隔日1次。

第十九节　胃下垂

胃下垂是以胃小弯弧线最低点下降至髂嵴连线以下为主要表现的慢性胃肠疾患。多见于体质瘦弱、体型瘦长或因病突然消瘦者,妇女多育也易罹患本病,患者症状轻重表现与其神经敏感性有明显关系。

本病属中医学胃缓范畴。

一、病因病机

维持胃底正常位置的因素有三个，即横膈的位置或膈肌的悬吊力、邻近脏器及有关韧带的力量、腹壁肌的力量或腹壁脂肪层的厚薄，其中任何一个因素失常即可引发胃下垂。

中医认为本病多由先天禀赋不足，或病后失调，饮食不节，损伤脾胃，以致脾胃虚弱，中气下陷，升举无力而发生下坠。

二、辨证

证候：轻度胃下垂可无症状。较严重者出现慢性中上腹疼痛，但无周期性和明显的节律性。疼痛轻重与进食量的多少有关，且食后作胀。自觉胃部下坠，肠鸣漉漉，直立时加重，平卧后减轻。可伴有便秘、腹泻、便形失常，如大便扁而短。可有眩晕、乏力、心悸、失眠、直立性低血压，或伴有肾、子宫下垂和脱肛等并发症。

体检见肋下角$<90°$，脐下可有振水音，食后叩诊胃下极可下移至骨盆，上腹部可扪及强烈的腹主动脉搏动。X线胃肠钡餐检查是本病的主要诊断依据，可见胃呈无力型，小弯弧线最低点在髂嵴连线以下，十二指肠球部受胃下垂牵拉向左偏移等。治法补中益气，健脾和胃。

三、治疗

（一）针灸治疗

取穴：中脘、梁门、气海、关元、脾俞、足三里。

随症配穴：腹泻者，加天枢。腹部下坠感者，加灸百会。

刺灸方法：针用补法，可加灸。

方义：中脘为胃之募穴，可健脾和胃。梁门位近胃腑，有和胃作用。气海、关元能温肾益气。脾俞、足三里可补虚健胃，升举中气。

（二）推拿治疗

取穴：膻中、中脘、天枢、气海、关元、譩譆、膈关、脾俞、胃俞、足三里。

手法：一指禅推、揉、摩、按、托、颤法。

操作：患者仰卧位，先用一指禅推法自膻中向下经中脘、气海至关元，后用中指揉中脘、天枢、气海。医者将四指并拢，以罗纹面着力于腹部，根据胃下垂程度自下向上边颤边托，同时随患者呼吸时腹部上下起伏而用力。逆时针方向摩腹。用拇指按揉足三里。

患者俯卧位，用一指禅推法施治于胃俞、脾俞，再用按揉法沿背部膀胱经往返4～5次。

患者坐位，将其左臂和肘弯曲放于背后腰臀部。医者以右手四指并拢，掌心向上，指尖由左肩胛骨内下缘的譩譆、膈关向斜上方插入肩胛骨与肋骨之间2～3寸，同时左掌心顶住患者左肩，两手呈合拢之势，持续1～2min，患者即感胃有上提之意，随之缓缓将右手收回，进出2～3次。同法用左手插右肩胛骨内下缘。

（三）其他治疗

1.穴位注射　取脾俞、胃俞、肾俞、中脘、气海、足三里等穴，每次选2～4穴，选用加兰他敏、苯丙酸诺龙等注射液，每穴注射0.3～0.5mL，隔日或每日注射1次，10次为1疗程。

2.穴位埋线。　选用两组穴位，胃俞透脾俞、中脘透上脘，或腹哀透神阙、阑尾透足三里。先取一组穴位，依法植入羊肠线，20～30天后用另一组穴位，两组穴位可交替使用。

第二十节 呃逆

呃逆是以患者自觉胸膈气逆，喉间呃呃连声，声短而频，不能自主为主要症状的一种病证。呃逆古称“哕”、“哕逆”。呃逆可单独发生，其症轻微，多持续数分钟至数小时后自愈；亦可继发于其他急慢性疾病的过程中，其症多重，可昼夜不停，或间歇发作，迁延数日至数月不愈。凡饮食不当，情志不遂或正气亏虚均可使胃失和降，气逆动膈而为呃逆。

西医学的单纯性膈肌痉挛及其他疾病如胃肠神经官能症、胃炎、胃扩张、胃癌、肝硬化晚期、脑血管病、尿毒症以及胃食管手术后等引起的膈肌痉挛属于本病范畴。

一、辨证

自觉气逆上冲，喉间呃呃连声，声短而频，不能自止。呃声或高或低，或疏或密，间歇时间不定。根据临床表现不同可将本病分为胃中寒冷、胃火上逆、肝气犯胃、脾胃阳虚、胃阴不足等证型。

1.胃中寒冷　呃声沉缓有力，胸膈及胃脘不舒，得热则减，遇寒更甚，口淡纳呆，苔薄白，脉迟缓。

2.胃火上逆　呃声洪亮有力，冲逆而出，口臭烦渴，喜冷饮，脘腹胀闷，便秘尿黄，舌红，苔黄燥，脉滑数。

3.肝气犯胃　呃逆连声，常因情志不畅而诱发或加重，胸闷胁胀，脘腹痞满，嗳气纳呆，肠鸣矢气，苔薄白，脉弦。

4.脾胃阳虚　呃声低长无力，气不得续，腹中冷痛，泛吐清水，脘腹不舒，喜温喜按，手足不温，食少乏力，便溏，舌质淡，苔薄白，脉细弱。

5.胃阴不足　呃逆短促而不得续，口干咽燥，烦躁不安，不思饮食或食后饱胀，大便干结，舌质红，苔少而干，脉细数。

二、治疗

（一）针灸治疗

治则：和胃降逆止呃。以任脉、足阳明和手厥阴经穴位为主。

主穴：中脘、足三里、内关、膈俞。

配穴：胃寒者，加梁门；胃热者，加陷谷；肝气犯胃者，加期门、太冲；阳虚者，加气海、关元；阴虚者，加太溪。

操作：中脘、足三里穴按证型选用补泻法，内关、膈俞穴用平补平泻法。配穴按虚补实泻法操作。寒证可配艾灸。

方义：中脘为胃募穴，足三里为胃经合穴、下合穴，两穴同用，泻之能清热降气，补之能益气温中；膈俞利膈镇逆，内关和中解郁。

（二）推拿治疗

治则：和胃降气平呃。以任脉及相应背俞穴为主。

取穴：缺盆、膻中、中脘、膈俞、胃俞、胃仓。

手法：按揉法、摩法、一指禅推法、抹法。

操作：患者取仰卧位，于第4颈椎脊旁阿是穴、缺盆穴和内关穴分别施以指按法和指揉法（交替进行操作），以局部有明显酸胀感为度；于膻中、上脘、中脘穴施以一指禅推法，于上腹部施以顺时针摩法。患者取俯卧位，于脾俞、胃俞、膈俞、肝俞、胆俞穴施以按揉法及擦法。

胃寒者，延长摩腹时间；胃热者，加足三里按揉法；肝气犯胃者，加期门、章门按揉法和两胁擦法；阳虚者，加背部督脉和膀胱经以及八髎穴擦法；阴虚者，加足三里、三阴交、血海穴按揉法。

(三)其他治疗

耳针：选膈、交感、胃、肝、脾。毫针刺，强刺激。顽固性呃逆可用埋针法。

第二十一节 呕 吐

呕吐是指胃失和降，气逆于上，迫使胃中之物从口中吐出的一种病证。有声有物谓之呕，有物无声谓之吐，有声无物谓之干呕，临床上呕和吐常同时出现，故称呕吐。呕吐既可单独为患，亦可见于多种疾病。本病可由外感、内伤之邪，侵犯胃腑，致使胃失和降，胃气上逆所致。

西医学的急慢性胃炎、胃扩张、贲门痉挛、幽门痉挛、功能性消化不良、胃神经官能症、胆囊炎、胰腺炎、耳源性眩晕、晕动症等引起的呕吐属于本病范畴。

一、辨证

本病以呕吐食物、痰饮、水液，或干呕无物，一日数次，持续或反复发作为主要症状。临床常见有感受外邪、痰饮内阻、肝气犯胃和脾胃虚弱等型。

1.感受外邪　寒邪客胃见呕吐清水或痰涎，食久乃吐，大便溏薄，头身疼痛，胸脘痞闷，喜暖畏寒，苔白，脉迟；热邪内蕴则食入即吐，呕吐酸苦热臭，大便燥结，口干而渴，喜寒恶热，苔黄，脉数。

2.痰饮内阻　呕吐清水痰涎，脘闷纳差，头眩心悸，苔白腻，脉滑。

3.肝气犯胃　呕吐每因情志不畅时发作，频频嗳气，平时多烦善怒，吞酸，苔薄白，脉数。

4.月胃虚弱　饮食稍有不慎，呕吐即易发作，时作时止，呕而无力，纳差便溏，面色不华，倦怠乏力，舌淡苔薄，脉弱无力。

二、治疗

(一)针灸治疗

治则：和胃降逆，行气止呕。以足阳明、手厥阴经穴位及相应募穴为主。

主穴：内关、足三里、中脘。

配穴：寒邪客胃者加上脘、胃俞；热邪内蕴者加合谷，并可用金津、玉液点刺出血；痰饮内阻者加膻中、丰隆；肝气犯胃者加阳陵泉、太冲；脾胃虚弱者加脾俞、胃俞。腹胀者加天枢；肠鸣者加脾俞、大肠俞；泛酸欲呕者加公孙；食滞者加梁门、天枢。

操作：毫针刺，平补平泻法。配穴按虚补实泻法操作；虚寒者，可加用艾灸。呕吐发作时，可在内关穴行强刺激并持续运针 1～3min。

方义：内关为手厥阴经络穴，宽胸理气，降逆止呕；足三里为足阳明经合穴，疏理胃肠气机，通降胃气；中脘乃胃之募穴，理气和胃止呕。

(二)推拿治疗

治则：和胃降逆止呕。以足阳明胃经穴位及相应背俞穴为主。

取穴：中脘、天枢、脾俞、胃俞、内关、足三里等。

手法：按揉法、摩法、擦法等。

操作：患者取仰卧位，于中脘、天枢穴施以按揉法和摩法；于内关、足三里穴施以按揉法，以酸胀为度。患者取俯卧位，于脾俞、胃俞穴施以按揉法和擦法。

肝气犯胃者，加期门、章门穴按揉法和擦法；脾胃虚寒者，加关元、气海穴按揉法和腰骶部擦法。

（三）其他治疗

1.耳针　选胃、交感、肝、皮质下、神门，每次2～3穴，毫针刺，留针20～30min，或用埋针法，或贴压法。

2.穴位注射　选穴参照针灸治疗主穴。用维生素B_1或B_{12}注射液，每穴注射0.5～1mL，每日或隔日1次。

第二十二节　黄　疸

黄疸是以面目肌肤黄染、小便黄为临床特征的病证，一般分为阳黄和阴黄二大类。阳黄多属外感引起，病程短；阴黄多属内伤，病程长。本证与西医学所述的黄疸症状含义相同，可见于病毒性肝炎、肝硬化、溶血性黄疸、胆石症、胆囊炎等疾病。

一、病因病机

本证多由感受湿热外邪、饮食所伤、脾胃虚寒等所致。

1.湿热外袭　外感湿热疫毒，内阻中焦，脾失健运，湿热交蒸于肝胆，肝失疏泄，胆汁外溢，浸淫肌肤，下注膀胱，使目身溲俱黄；若湿热疫毒炽盛，灼伤津液，内入营血，则蒙蔽心包。

2.饮食所伤　饥饱失常，嗜酒无度，损伤脾胃，湿浊内生，郁而化热，湿热熏蒸肝胆而成。

3.脾胃虚寒　素体脾胃阳虚，湿浊内生，郁滞中焦，土壅木郁，胆液被阻，泛溢肌肤；如湿从寒化日久，则寒凝血瘀，阻滞胆管。

二、辨证

1.肝胆湿热

证候：身目俱黄，黄色鲜明，发热口渴，心中懊侬，胸胁胀痛，脘腹胀满，口干而苦，恶心欲吐，小便黄赤，大便秘结或溏泄，苔黄腻，脉弦数。

治法：清热利湿，疏泄肝胆。

2.湿困脾胃

证候：身目俱黄，黄色晦暗如烟熏，头重身困，胸脘痞满，恶心纳少，腹胀便溏，舌淡，苔腻，脉濡缓或沉迟。

治法：健脾和胃，利湿化浊。

3.热毒炽盛

证候：发病急骤，黄疸迅速加深，其黄如金，高热烦渴，胁痛腹满，或神昏谵语，或肌肤发斑，衄血便血，或发痉厥，舌红绛，苔黄燥，脉弦数或滑数。

治法：清热解毒，凉血开窍。

4.寒凝阳衰

证候：身目俱黄病久，黄色晦暗，腹胀脘闷，纳少便溏，神疲畏寒，口淡不渴，舌淡，苔白腻，脉濡缓或沉迟。

治法：温化寒湿，健脾和胃。

三、治疗

（一）针灸治疗

1.肝胆湿热

取穴：胆俞、至阳、太冲、阳陵泉。

随症配穴：恶心欲吐者，加内关。脘闷便溏者，加足三里。发热者，加大椎。便秘者，加天枢。

刺灸方法：针用泻法。

方义：胆俞针之可利胆退黄。至阳为退黄要穴。太冲、阳陵泉疏肝利胆，清泄湿热。

2.湿困脾胃

取穴：脾俞、阴陵泉、三阴交、中脘、胆俞。

随症配穴：大便溏泄者，加关元、足三里。

刺灸方法：针用补泻兼施法，可加灸。

方义：脾俞为脾之背俞穴，与阴陵泉、三阴交相配温运脾胃，利湿化浊。中脘为胃之募穴和腑会，可和胃通腑化浊。胆俞通利胆腑退黄。

3.热毒炽盛

取穴：十二井穴、十宣、大椎、劳宫、涌泉、太冲、至阳。

随症配穴：神昏谵语者，加水沟。皮肤瘀斑者，加膈俞、血海。

刺灸方法：针用泻法。

方义：十二井穴及十宣穴均为急救要穴，点刺出血以清泄血分之热邪，并可开窍醒神。大椎清热。劳宫、涌泉清心开窍。太冲疏泄肝胆，清热利湿。至阳为治黄效穴。

4.寒凝阳衰

取穴：脾俞、章门、足三里、三阴交、关元、胆俞。

随症配穴：神疲畏寒者，加肾俞、命门。胁下癥积者，加痞根。

刺灸方法：针用泻法或平补平泻法，可加灸。

方义：脾俞、章门为俞募配穴，合足三里可温中健脾，散寒化湿。三阴交可化湿通络。关元可助阳以温寒。胆俞利胆退黄。

（二）其他治疗

1.耳针　取肝、胆、脾、胃、神门、皮质下，每次选用2～4穴，毫针刺激，留针30min，每日或隔日1次。

2.穴位注射　取肝俞、脾俞、期门、阳陵泉，每次选用2～4穴，以板蓝根、丹参等注射液每穴注射0.5～1mL，每日1次，10次为1疗程。

第二十三节　腹　痛

腹痛指胃脘以下、耻骨毛际以上部位发生以疼痛为主要症状的一种疾病。可见于多种脏腑疾患，如痢疾、泄泻、肠痈、妇科经带病证等。腹部内有肝、胆、脾、肾、大肠、小肠、膀胱等脏腑，体表为足阳明、足少阳、足三阴经及冲、任、带脉所过，若外邪侵袭，或内有所伤，以致气血受阻，或气血不足以温养，使腑气不通即导致腹痛。

西医学的急慢性胰腺炎、胃肠痉挛、不完全性肠梗阻、腹型过敏性紫癜、肠道激惹综合征等属于本病的范畴。

一、辨证

胃脘以下、耻骨毛际以上疼痛。急性腹痛一般发病急骤，痛势剧烈，多为实证。慢性腹痛病程较长，腹痛缠绵，多为虚证，或虚实夹杂。临床多见有寒邪内积、湿热壅滞、气滞血瘀和脾阳不振等型。

1.寒邪内积　腹痛暴急，喜温怕冷，腹胀肠鸣，多因感寒而发作，四肢欠温，口不渴，小便清长，舌淡苔白，脉沉紧。

2.湿热壅滞　腹痛拒按，胀满不舒，大便秘结或涩滞不爽，烦渴引饮，汗出，小便短赤，舌红苔黄腻，脉滑数。

3.气滞血瘀　脘腹胀闷或痛，攻窜作痛，痛引少腹，得嗳气或矢气则痛减，遇恼怒则加剧，舌紫暗，或有瘀点，脉弦涩。

4.脾阳不振　腹痛缠绵，时作时止，饥饿劳累后加剧，痛时喜按，大便溏薄，神疲怯冷，舌淡苔薄白，脉沉细。

二、治疗

（一）针灸治疗

治则：通调腑气，缓急止痛。以任脉及足阳明、足太阴、足厥阴经穴位为主。

主穴：足三里、中脘、天枢、三阴交。

配穴：寒邪内积者加神阙、关元；湿热壅滞者加阴陵泉、内庭；气滞血瘀者加曲泉、血海；脾阳不振者加脾俞、胃俞、章门。

操作：中脘用泻法，其余主穴用平补平泻法。配穴按虚补实泻法操作；寒证可用艾灸。腹痛发作时，足三里穴持续强刺激 1～3min，直到痛止或缓解。

方义："肚腹三里留"，足三里为胃之合穴、下合穴，中脘为腑之会、胃之募穴，二者均善治胃肠疾患；天枢为大肠募穴，可通调腑气；三阴交调理足三阴经之气血，通调气机，通则不痛。

（二）推拿治疗

治则：通腑止痛。以足阳明经穴位及相应背俞穴为主。

取穴：天枢、大横、气海、脾俞、胃俞、足三里、上巨虚等。

手法：一指禅推法、按揉法、弹拨法。

操作：患者取仰卧位，于天枢、大横、气海穴施以一指禅推法、按揉法和摩法；足三里、上巨虚穴施以按揉法，以酸痛为度。患者取俯卧位，于脾俞、胃俞、肾俞、大肠俞施以按揉法，以酸痛为度。

寒邪内积或湿热壅滞者，顺时针摩腹时间延长；脾阳不振者，加脾俞至大肠俞连线擦法和背部督脉擦法，以透热为度。

（三）其他治疗

1.耳针　选大肠、小肠、脾、胃、神门、交感。每次取 2～3 穴，疼痛时用中强刺激捻转，亦可用埋针法或贴压法。

2.穴位注射　选天枢、足三里。用异丙嗪和阿托品各 50mg 混合，每穴注入 0.5mL，每日 1 次。

第二十四节　胁　痛

胁痛是指一侧或双侧胁肋部疼痛的病证，古称季胁痛。所谓胁，乃指侧胸部从腋下始至第 12 肋骨部之统称。肝胆位于胁部，其脉分布两胁，气滞、瘀血、湿热等实邪闭阻胁肋部经脉，或精血亏损，胁肋部脉络失养，均可导致胁痛。

西医学的急慢性肝炎、肝硬化、肝癌、急慢性胆囊炎、胆石症、胆管蛔虫症、肋间神经痛、胸胁部扭挫伤等属于本病范畴。

一、辨证

一侧或双侧胁肋部疼痛，疼痛性质可为刺痛、窜痛、胀痛或隐痛，常反复发作。

1.肝气郁结　胁肋胀痛，走窜不定，疼痛每因情志变化而增减，胸闷，喜叹息，得嗳气或矢气则舒，纳呆食少，脘腹胀满，苔薄白，脉弦。

2.瘀血阻络　胁肋刺痛，固定不移，入夜尤甚，舌质紫黯，脉沉涩。

3.湿热蕴结　胁肋胀痛，触痛明显，拒按，口干苦，胸闷纳呆，恶心呕吐，小便黄赤，或有黄疸，苔黄腻，脉弦滑而数。

4.肝阴不足　胁肋隐痛，绵绵不休，遇劳加重，口干咽燥，头晕目眩，两目干涩，舌红少苔，脉弦细或细数。

二、治疗

（一）针灸治疗

治则：疏肝利胆，行气止痛。以足厥阴、足少阳经穴位为主。

主穴：期门、阳陵泉、支沟、足三里。

配穴：肝气郁结者加行间、太冲；瘀血阻络者加膈俞、期门、阿是穴；湿热蕴结者加中脘、三阴交；肝阴不足者加肝俞、肾俞。

操作：主穴毫针刺，用泻法。期门、膈俞、肝俞等穴不宜直刺、深刺，以免伤及内脏；瘀血阻络者，可用三棱针点刺膈俞、期门、阿是穴出血或再加拔火罐。

方义：肝胆经布于胁肋，故近取肝经期门、远取胆经阳陵泉疏利肝胆气机，行气止痛；取支沟以疏通三焦之气，配足三里和胃消痞，取“见肝之病，当先实脾”之意。

（二）推拿治疗

治则：疏肝利胆，行气止痛。以足厥阴经穴位及相应背俞穴为主。

取穴：阿是穴、胆囊穴、章门、期门、肝俞、胆俞。

手法：按揉法、摩法。

操作：患者取俯卧位，于胆囊穴、阿是穴、肝俞、胆俞施以按揉法，以酸胀为度，并施以擦法，以透热为度。患者取仰卧位，于章门、期门施以按揉法和擦法。

肝气郁结者，加膻中、关元穴按揉法和两胁搓法；湿热蕴结者，加中脘按揉法和上腹部摩法。

（三）其他治疗

1.耳针　选肝、胆、胸、神门，毫针浅刺，留针30min，也可用贴压法。

2.皮肤针　用皮肤针叩胸胁疼痛部位，加拔火罐。本法适用于劳伤胁痛。

3.穴位注射　用10%葡萄糖注射液10mL，或加维生素B_{12}注射液0.1mg，注入相应部位的夹脊穴，每穴注射0.5～1mL。适用于肋间神经痛。

第二十五节　泄　泻

泄泻亦称“腹泻”，是指排便次数增多，粪便稀薄，或泻出如水样。古人将大便溏薄者称为“泄”，大便如水注者称为“泻”。由于感受外邪、饮食不节、情志所伤及脏腑虚弱等，使脾胃运化功能失调，肠道分清泌浊、传导功能失司所致。可按其发病缓急分为急性泄泻和慢性泄泻两类。

西医学的急慢性肠炎、肠结核、肠道激惹综合征、吸收不良综合征等属于本病的范畴。

一、辨证

1.急性泄泻

主症：发病势急，病程短，大便次数多，小便减少。

感受寒湿：大便清稀，甚如水样，腹痛肠鸣，脘闷食少，舌淡，苔白腻，脉濡缓。

感受湿热：泄泻腹痛，泻下急迫，或泻而不爽，粪色黄褐，气味臭秽，肛门灼热，烦热口渴，小便短黄，舌红，苔黄腻，脉濡数。

食滞肠胃：腹痛肠鸣，臭腐如败卵，泻后痛减，伴有未消化的食物，嗳腐吞酸，不思饮食，苔垢浊或厚腻，脉滑。

2.慢性泄泻

主症：起病缓，病程长，泻下势缓，泻出量少，常有反复发作的趋势。

脾胃虚弱：大便时溏时泻，迁延反复，完谷不化，饮食减少，食后脘闷不舒，稍进油腻食物，则大便次数明显增加，面色萎黄，神疲倦怠，舌淡苔白，脉细弱。

肝气乘脾：素有胸胁胀闷，嗳气食少，每因抑郁恼怒或情绪紧张时发生腹痛泄泻，腹中雷鸣，矢气频作，舌淡红，脉弦。

肾阳虚衰：黎明之前脐腹作痛，肠鸣即泻，泻下完谷，泻后则安，形寒肢冷，腰膝酸软，舌淡苔白，脉沉细。

二、治疗

（一）针灸治疗

1.急性泄泻

治则：除湿导滞，通调腑气。以足阳明、足太阴经穴位为主。

主穴：天枢、上巨虚、阴陵泉、水分。

配穴：感受寒湿者加神阙；感受湿热者加内庭；饮食停滞者加中脘。

操作：毫针刺，用泻法。神阙用隔姜灸法。

方义：天枢为大肠募穴，可调理肠胃气机；上巨虚为大肠下合穴，可运化湿滞，取“合治内腑”之意；阴陵泉可健脾化湿；水分可利小便而实大便。

2.慢性泄泻

治则：健脾温肾，固本止泻。以任脉及足阳明、足太阴经穴位为主。

主穴：神阙、天枢、足三里、公孙。

配穴：脾气虚弱者加脾俞、太白；肝气郁结者加太冲；肾阳不足者加肾俞、命门。

操作：神阙用灸法；天枢用平补平泻法；足三里、公孙用补法。配穴按虚补实泻法操作。

方义：灸神阙可温补元阳，固本止泻；天枢为大肠募穴，能调理肠胃气机；足三里、公孙可健脾益胃。

（二）推拿治疗

治则：调理肠胃，健脾止泻。以任脉及足阳明经穴位为主。

取穴：中脘、天枢、气海、关元、脾俞、胃俞、肾俞、大肠俞、足三里、上巨虚、内关等。

手法：一指禅推法、摩法、按揉法、擦法等。

操作：患者取仰卧位，于中脘、天枢、气海、关元穴施以一指禅推法，往返10遍，于全腹施以逆时针全掌摩法。患者取俯卧位，于脾俞、胃俞、肾俞、大肠俞施以按揉法和擦法。

脾虚或肾虚者，加气海、关元穴按揉法以及背部、腰骶部擦法（包括脾俞至大肠俞连线、背部督脉、肾俞命门志室连线、八髎穴）；肝气郁结者，加章门、期门按揉法和两胁擦法。

（三）其他治疗

1.耳针　选大肠、小肠、脾、胃、肝、肾、交感，每次取3～4穴，毫针刺，中等刺激。亦可埋耳针或用贴压法。

2.穴位注射　选天枢、上巨虚，用黄连素注射液，或用维生素B_1或B_{12}注射液，每穴注射0.5～1mL，每日或隔日1次。

第二十六节　便　秘

便秘是指大便秘结不通，粪便干燥艰涩难解，常常数日一行，甚至非用泻药、栓剂或灌肠不能排便的一种病证。多由大肠积热，或气滞，或寒凝，或阴阳气血亏虚，使大肠的传导功能失常，糟粕不行，凝结肠道而致。

西医学的习惯性便秘、全身衰弱致排便动力减弱引起的便秘以及肠神经官能症、肠道炎症恢复期肠蠕动减弱引起的便秘，肛裂、痔疮、直肠炎等肛门直肠疾患引起的便秘以及药物引起的便秘等属于本病的范畴。

一、辨证

大便秘结不通，排便艰涩难解，常常数日一行。根据临床表现不同可分为热秘、气秘、虚秘、寒秘等证型。

1.热秘　大便干结，腹胀腹痛，面红身热，口干心烦，口臭，喜冷饮，小便短赤，舌红，苔黄或黄燥，脉滑数。

2.气秘　欲便不得，嗳气频作，腹中胀痛，遇情志不畅则便秘加重，纳食减少，胸胁痞满，口苦，苔薄腻，脉弦。

3.虚秘　气虚见大便秘结，临厕努挣，挣则汗出气短，便后疲乏，大便并不干硬，神疲气怯，舌淡嫩，苔薄，脉虚细；血虚见面色无华，头晕心悸，唇舌色淡，脉细。

4.寒秘　大便艰涩，排出困难，小便清长，腹中冷痛，四肢不温，畏寒喜暖，舌淡苔白，脉沉迟。

二、治疗

（一）针灸治疗

治则：调理肠胃，行滞通便。以足阳明、手少阳经穴位为主。

主穴：天枢、支沟、水道、归来、丰隆。

配穴：热秘者加合谷、内庭；气秘者加太冲、中脘；气虚者加脾俞、气海；血虚者加足三里、三阴交；寒秘者加神阙、关元。

操作：主穴用毫针泻法。配穴按虚补实泻法操作；神阙、关元用灸法。

方义：天枢为大肠募穴，可疏通大肠腑气，腑气通则大肠传导功能正常；支沟可宣通三焦气机，三焦之气通畅则腑气通调；水道、归来、丰隆可调理肠胃、行滞通腑。

（二）推拿治疗

治则：调理肠胃，行滞通便。以任脉和膀胱经穴位为主。

取穴：中脘、天枢、大横、气海、关元、肝俞、脾俞、肾俞、大肠俞、八髎等。

手法：一指禅推法、摩法、按揉法、擦法等。

操作：患者取仰卧位，于中脘、天枢、大横、气海、关元穴施以一指禅推法，往返10遍，于全腹施以顺时针全掌摩法(肠蠕动而肠鸣者佳)。患者取俯卧位，于肝俞、胆俞、脾俞、胃俞、肾俞、大肠俞施以按揉法和擦法。

实证者，加足三里、支沟、曲池、合谷穴按揉法，加章门、期门按揉法及两胁擦法；虚证者，加背部督脉、腰骶部擦法。

(三)其他治疗

1.耳针　选大肠、直肠、交感、皮质下，毫针刺，中等强度或弱刺激，或用贴压法。

2.穴位注射　选穴参照针灸治疗主穴，用生理盐水，或维生素 B_1 或 B_{12} 注射液，每穴注射0.5～1mL，每日或隔日1次。

第二十七节　消　渴

消渴是以多饮、多食、多尿、形体消瘦，或尿有甜味为特征的病证。本病主要由禀赋不足、饮食不节、情志不调和劳欲过度所致，其病机特点是以阴津虚为本、燥热盛为标，两者互为因果，阴愈虚而燥热愈盛，燥热愈盛则阴津愈虚。病变脏腑主要在肺、胃、肾，又以肾为关键。临床上根据患者的症状不同，病变轻重程度不同，可分为上、中、下三消，上消属肺燥，中消属胃热，下消属肾虚，亦可肺燥、胃热、肾虚三者同病。

西医学的糖尿病属本病的范畴。尿崩症因具有多尿、烦渴的临床特点，与消渴病有某些相似之处，亦可参照治疗。

一、辨证

本病以多饮、多尿、多食、形体消瘦，或尿有甜味为主要症状。根据临床表现不同可分为肺热津伤、胃热炽盛、肾阴亏虚、阴阳两虚等证型。

1.肺热津伤(上消)　烦渴多饮，口干舌燥，尿频量多，舌边尖红，苔薄黄，脉洪数。

2.胃热炽盛(中消)　多食易饥，口渴，尿多，形体消瘦，大便干结，苔黄，脉滑实有力。

3.肾阴亏虚(下消)　尿频量多，混浊如脂膏或尿甜，腰膝酸软，乏力，头晕耳鸣，口干唇燥，皮肤干燥，舌红苔少，脉细数。

4.阴阳两虚　腰膝酸软，四肢欠温，畏寒怕冷，小便频数，混浊如膏，阳痿或月经不调，甚至饮一溲一，面容憔悴，耳轮干枯，舌淡苔白而干，脉沉细无力。

二、治疗

(一)针灸治疗

治则：清热润燥，养阴生津。以相应背俞穴及足少阴、足太阴经穴位为主。

主穴：胰俞、肺俞、脾俞、肾俞、太溪、三阴交。

配穴：上消口渴多饮者加太渊、少府；中消多饥者加内庭、地机；下消多尿口干者加复溜、太冲；阴阳两虚者加关元、命门。

操作：主穴用毫针补法或平补平泻法。配穴按虚补实泻法操作。

方义：胰俞为奇穴，位于第8胸椎棘突下旁开1.5寸，是治疗本病的经验效穴；肺俞培补肺阴；

脾俞健脾而促进津液的化生；肾俞、太溪滋补肾阴；三阴交滋补肝肾。

（二）推拿治疗

治则：清热润燥，养阴生津。以膀胱经背部俞穴为主。

取穴：肺俞、脾俞、胰俞、三焦俞、肾俞、膀胱俞、三阴交、足三里等。

手法：按揉法、擦法等。

操作：患者取俯卧位，于背部膀胱经俞穴（重点选肺俞、脾俞、胰俞、三焦俞、肾俞、膀胱俞）施以按揉法，于背部膀胱经、督脉施以擦法。患者取仰卧位，于三阴交、足三里穴施以按揉法。

（三）其他治疗

1.耳针　选胰胆、内分泌、肾、三焦、耳迷根、神门、心、肝、肺、屏尖、胃等穴。每次取3～4穴，用毫针轻刺激，或用埋针法或贴压法。

2.穴位注射　选心俞、肺俞、脾俞、胃俞、肾俞、三焦俞，或相应夹脊穴、曲池、足三里、三阴交、关元、太溪等。每次取2～4穴，以当归注射液，或黄芪注射液，或等渗盐水，或小剂量的胰岛素进行穴位注射，每穴注射药液0.5～2mL。

第二十八节　痹　症

痹证是指由于风、寒、湿、热等外邪侵袭人体，闭阻经络，气血运行不能畅通所导致的肌肉、筋骨、关节发生酸痛、麻木、重着、屈伸不利，甚或关节肿大灼热等主要临床表现的病证。“痹”有闭阻不通之意。素体虚弱，正气不足，腠理不密，卫外不固，是引起痹证的内在因素；感受外邪，易使肌肉、关节、经络痹阻而形成痹证。

西医学的风湿性关节炎、风湿热、类风湿性关节炎、骨性关节炎、纤维组织炎和神经痛等疾病均属于本病范畴。

一、辨证

本病以关节肌肉疼痛，屈伸不利为主要症状。根据病邪偏胜和症状特点，可分为行痹、痛痹、着痹、热痹。

1.行痹　疼痛游走，痛无定处，时见恶风发热，舌淡苔薄白，脉浮。

2.痛痹　疼痛较剧，痛有定处，遇寒痛增，得热痛减，局部无红肿热胀，苔薄白，脉弦紧。

3.着痹　肢体关节酸痛，重着不移，或肿胀，肌肤麻木不仁，阴雨天加重或发作，苔白腻，脉濡缓。

4.热痹　关节疼痛，局部灼热红肿，痛不可触，关节活动不利，可涉及单个关节或多个关节，并兼有发热恶风，口渴烦闷，苔黄燥，脉滑数等。

二、治疗

（一）针灸治疗

治则：通痹止痛。以局部经穴和阿是穴为主。

主穴：阿是穴、局部经穴

配穴：行痹者，加膈俞、血海；痛痹者，加肾俞、关元；着痹者，加阴陵泉、足三里；热痹者，加大椎、曲池。

操作：毫针刺，用泻法或平补平泻法。痛痹、着痹可加灸法。痛甚加电针，着痹可加用皮肤针叩刺,并加拔火罐,热痹可疾刺疾出。大椎、曲池可点刺放血。局部穴位可加拔罐法。

方义:疼痛局部循经取穴,旨在疏通局部经络气血,使营卫调和而风寒湿热等邪无所依附,痹痛遂解。风邪偏盛为行痹,取膈俞、血海以活血养血,遵“治风先治血,血行风自灭”之意;寒邪偏盛为痛痹,取肾俞、关元以益火之源,振奋阳气而祛寒邪;湿邪偏盛为着痹,取阴陵泉、足三里以健脾利湿;热痹取大椎、曲池可泻热疏风、利气消肿。

(二)推拿治疗

治则:疏通经络,活血止痛。以局部取穴为主。

取穴:病变部位阿是穴及周围穴位。

手法:按揉法、㨰法、擦法、摇法、捻法、拿法等。

操作:脊背痹痛者:患者取俯卧位,于背部、腰骶部施以㨰法;于脊柱及骶髂关节两侧沿膀胱经俞穴施以按揉法;于背部督脉、膀胱经和腰骶部施以擦法,以透热为度。四肢痹痛者:患者取坐位,于病变部位痛点及其周围施以按揉法,并配合关节被动运动;于四肢关节施以渐进式生理活动范围内的摇法;患肢肌肉施以拿法;于病变部位施以擦法,以透热为度。

(三)其他治疗

1.拔罐　用皮肤针重叩背脊两侧和关节病痛部位,使出血少许,加拔火罐。

2.电针　选穴同体针,进针得气后加脉冲电刺激,先用连续波刺激 5～10min,以患者能耐受为度,后改用疏密波,通电时间为 20～30min,每日或隔日 1 次,10 次为 1 疗程。本法更适用于痹痛发作时。

3.穴位注射　用当归注射液或威灵仙注射液,必要时可用 1%利多卡因加病痛部位取穴,每穴每次注射 0.5～1mL,注意勿注入关节腔。每隔 1～3 天注射 1 次,10 次为 1 疗程。每次选穴不宜过多,可交替应用。

第二十九节　痿　证

痿证是指肢体痿软无力,肌肉萎缩,甚至运动功能丧失而成瘫痪之类的病证,又称“痿躄”。主要由于正气不足,感受湿热毒邪,或高热不退,或病后余热燔灼,伤津耗气,使肺热叶焦,不能输布津液;或坐卧湿地,冒雨涉水,湿邪浸淫,郁久化热,湿热阻闭经络;或饮食不节,脾胃所伤,湿从内生,蕴湿积热,浸淫筋脉,使筋脉肌肉弛纵不收;或久病体虚,劳伤过度,精损难复,肝肾亏虚,精血亏损,筋脉失养所致。

西医学的感染性多发性神经根炎、多发性末梢神经炎、运动神经元病、重症肌无力、肌营养不良及周围神经损伤等引起的肢体瘫痪均属于本病的范畴。

一、辨证

本病以肢体软弱无力,筋脉弛缓,甚则肌肉萎缩或瘫痪为主要症状。临床根据兼症不同可分为肺热津伤、湿热浸淫、脾胃虚弱、肝肾亏虚等证型。

1.肺热津伤　兼见发热多汗,热退后突然出现肢体软弱无力,心烦口渴,小便短黄,舌红,苔黄,脉细数。

2.湿热浸淫　肢体逐渐痿软无力,下肢为重,微肿而麻木不仁,或足胫热感,小便赤涩,舌红,苔黄腻,脉濡数。

3.脾胃虚弱　肢体痿软无力日久，食少纳呆，腹胀便溏，面色少华，舌淡，苔白，脉细缓。

4.肝肾亏虚　病久肢体痿软不用，肌肉萎缩，形瘦骨立，腰膝酸软，头晕耳鸣，舌红绛，少苔，脉细数。

二、治疗

(一)针灸治疗

治则：祛邪通络，濡养筋脉。以手、足阳明经穴位和夹脊穴为主。

主穴：上肢：肩髃、曲池、合谷、颈胸部夹脊穴；下肢：髀关、风市、足三里、阳陵泉、三阴交、腰部夹脊穴。

配穴：肺热津伤者，配尺泽、肺俞；湿热浸淫者，配阴陵泉、大椎；脾胃虚弱者，配脾俞、胃俞、中脘；肝肾亏虚者，配肝俞、肾俞。

操作：毫针刺，按虚补实泻法操作。

方义：治痿证重在调理阳明，补益气血，疏筋通络。根据《素问·痿论》"治痿独取阳明"的治疗原则，以上、下肢阳明经穴位为主，阳明经多气多血，可疏通经络，调理气血，又"主润宗筋"，宗筋可约束骨骼，利于关节运动。夹脊穴为督脉之旁络，通于足太阳经第1侧线之脏腑背俞，可调脏腑，行气血。

(二)推拿治疗

治则：益气生津，强筋壮骨。以督脉、阳明经和足太阳经穴位为主。

取穴：肩髃、曲池、合谷、伏兔、足三里、阳陵泉、委中、承山、肺俞、肝俞、胆俞、脾俞、肾俞、命门、中脘、气海、关元等。

手法：按揉法、㨰法、拿法、摩法、擦法。

操作：患者取俯卧位，于背部自上而下沿督脉、足太阳经施以㨰法，反复3次；重点于肺俞、肝俞、胆俞、脾俞、胃俞、肾俞、命门等穴位施以按揉法；沿督脉、足太阳经施以擦法，以透热为度；下肢施以按揉法和拿法，重点按揉委中、承山等穴位。患者取仰卧位，于肩部施以㨰法，并配合上肢关节被动活动；沿肩髃、曲池、手三里、合谷一线施以按揉法和拿法；于肩及上肢施以擦法；于大腿前外侧、小腿外侧施以㨰法，重点按揉伏兔、足三里、阳陵泉等穴位；下肢施以擦法。

脾胃虚弱者，加中脘、气海、关元穴按揉法和腹部摩法。

(三)其他治疗

1.电针　在瘫痪肌肉处选取穴位，针刺得气后加脉冲电刺激，采用断续波，以患者能耐受为度，每日1次，每次留针30min，10次为1疗程。

2.穴位注射　选穴参照体针穴位，用维生素B_1(或B_2，或B_{12})注射液，每次取2～4穴，每穴注射0.5～1mL，隔日1次。

3.皮肤针　叩刺上述穴位，病变部位腧穴须反复叩刺，以局部微热或充血为度，隔日1次。

第三十节　颤　证

颤证是以头部或肢体、手足摇动、颤抖等为主要症状的一种病证。轻者头摇或手足微颤，重者头部、四肢、手足震摇大动，甚者痉挛，四肢拘急。主要由于邪扰风动，筋脉失养或气血虚损，不荣于脑所致。

西医学的锥体外系疾病，如震颤麻痹、手足徐动症、舞蹈症等属于本病范畴。

一、辨证

本病以头部或肢体、手足摇动、颤抖为主要症状，根据兼症不同可分为肝肾不足、气血亏虚、痰热动风等证型。

1.肝肾不足　头及四肢颤动，筋脉拘急，动作笨拙，头目眩晕，耳鸣，多梦失眠，腰膝酸软，舌体偏瘦，舌质黯红，少苔，脉弦细或沉细。

2.气血亏虚　肢体震颤，四肢乏力，神情倦怠，头晕眼花，面色无华，舌淡，脉细弱。

3.痰热动风　肢体颤动，发热口干，头晕体倦，咳痰色黄，胸脘痞闷，苔腻，脉滑。

二、治疗

（一）针灸治疗

治则：平肝息风，活血通络。以督脉、手足阳明经穴位为主。

主穴：前顶、悬颅、风池、风府、曲池、合谷、足三里、三阴交、太冲。

配穴：肝肾不足加肾俞、肝俞、太溪；气血亏虚加气海、血海、太白；痰热动风加丰隆、脾俞、中脘。

操作：毫针刺，用平补平泻法。

方义：本病因风而起，故治以祛风为主，头颈部取前顶、悬颅、风池、风府以疏风止颤，四肢取合谷、足三里通阳明经气血，活血祛风，配三阴交、太冲以滋阴平肝熄风。

（二）其他治疗

1.头针　选舞蹈震颤控制区。一侧病变针对侧，两侧病变针双侧，快速捻转，每分钟 200 次，每次行针 1～2min，间歇 10min，共行针 3 次。

2.电针　头部和上肢穴位针刺后，选 2～3 对穴位加用电针，用疏波强刺激 20～30min。

第三十一节　癃　闭

癃闭是以排尿困难、尿量减少，甚至小便闭塞不通为主要表现的一种病证。“癃”是指小便不利，点滴而下，病势较缓；“闭”是指小便不通，欲溲不下，病势较急。癃与闭常合称癃闭。多见于产后妇女、手术后患者及老年男性。由于外邪侵袭、饮食不节、情志内伤、体虚久病、外伤等引起肾和膀胱气化失司所导致。

西医学的膀胱、尿道器质性和功能性病变及前列腺疾患等所造成的排尿困难和尿潴留均属本病范畴。

一、辨证

本病起病可突然发作，或逐渐形成。证见小便不通，少腹胀大，少腹急痛，烦躁不安等。病情严重时，还可见头晕、头痛、恶心、呕吐、胸闷、喘促、水肿，甚至神昏等。根据其临床表现可分为湿热内蕴、肝郁气滞、瘀浊闭阻和脾肾亏虚型。

1.湿热内蕴　小便闭塞不通，努责无效，小腹胀急而痛，烦躁口渴，或口渴不欲饮，或大便不畅，舌质红，苔黄腻。

2.肝郁气滞　小便不通或通而不畅，多烦善怒，胁腹胀满疼痛，舌红，苔黄，脉弦。

3.瘀浊闭阻　多有外伤或手术损伤病史。小便不通或通而不畅，小腹满痛，舌紫黯或有瘀点，脉涩。

4.脾肾亏虚　小便淋沥不爽，排出无力，甚至点滴不通，精神疲惫，气短纳差，大便不坚，小腹坠胀，腰膝酸软，畏寒乏力，舌质淡，脉沉细。

二、治疗

（一）针灸治疗

治则：调理膀胱，行气通闭。以任脉、足太阳及足太阴经穴位为主。

主穴：秩边、三阴交、关元、中极、膀胱俞、三焦俞、肾俞。

配穴：湿热内蕴者，加委阳、尺泽；肝郁气滞者，加太冲、大敦；瘀血阻滞者，加曲骨、次髎、血海；中气不足者，加气海、脾俞、足三里；肾气亏虚者，加太溪、复溜。

操作：毫针刺，实证用泻法，虚证用补法。

方义：秩边为膀胱经穴，可调理膀胱；三阴交可通调足三阴经气血，消除瘀滞；关元为任脉与足三阴经交会穴，中极为膀胱募穴，中极配膀胱之背俞穴，俞募相配，关元透中极，均能起到鼓舞膀胱气化功能的作用；三焦俞通调三焦，配肾俞可促进膀胱气化功能。

（二）推拿治疗

治则：调理膀胱，行气通闭。以任脉、足太阳及足太阴经穴位为主。

取穴：膀胱俞、次髎、气海、关元、中极、曲骨、阴陵泉、三阴交、阴谷、委阳、太溪等穴。

手法：按揉法、摩法、擦法、拿法、颤法等。

操作：患者取仰卧位，于小腹部施以摩法；于中极、气海、关元、三阴交穴施以按揉法（可重点刺激，手法由轻渐重，以有酸胀或热感为度）。患者取俯卧位，于腰部督脉、膀胱经施以擦法，以透热为度。

湿热内蕴者，加膀胱俞和八髎穴横向擦法；肝郁气滞者，加章门、期门按揉法和两胁部擦法；瘀血阻滞者，加两侧三焦俞和志室连线擦法；脾肾气虚者，加脾俞、胃俞、肾俞、命门、足三里按揉法和擦法。

（三）其他治疗

1.耳针　选肾、膀胱、肺、肝、脾、三焦、交感、神门、皮质下、腰骶椎。每次选 3～5 穴，用毫针中强刺激，或用揿针埋藏，或用王不留行籽贴压。

2.穴位敷贴　选神阙穴。用葱白、冰片、田螺或鲜青蒿、甘草、甘遂各适量，混合捣烂后敷于脐部，外用纱布固定，加热敷。

3.取嚏或探吐　用消毒棉签，向鼻中取嚏或喉中探吐；也有用皂角粉末 0.3～0.6g 吹鼻取嚏。

4.电针　取双侧维道，沿皮刺，针尖向曲骨透刺 2～3 寸，通脉冲电 15～30min。

第三十二节　腰　痛

腰痛又称“腰脊痛”，是以自觉腰部疼痛为主要症状的一种常见病证。疼痛可表现为一侧或双侧或在腰脊正中。其病因复杂，或因感受外邪，或因跌仆挫闪等导致腰部脉络气血运行不畅，不通则痛；或因年老、内伤等导致肾气受损，腰府失于温煦濡养，不荣则痛。

西医学的腰肌纤维炎、强直性脊柱炎、腰椎骨质增生、腰椎间盘病变、腰肌劳损等腰部病变以及某些内脏疾病所引起的腰痛属于本病范畴。

一、辨证

本病以腰部疼痛为主要症状，可表现为刺痛、酸痛、重痛、隐痛、牵扯痛、急痛、缓痛等。临床上根据引起腰痛的原因和表现不同，常分为寒湿痹阻、湿热阻滞、瘀血阻滞和肾气亏虚等证型。

1.寒湿痹阻　腰部冷痛重着，转侧不利，静卧病痛不减，寒冷和阴雨天加重，活动后减轻，舌质淡，苔白腻，脉沉而迟缓。

2.湿热阻滞　腰部疼痛，痛处伴有热感，热天、雨天疼痛加重，小便短赤，苔黄腻，脉濡数或弦数。

3.瘀血阻滞　腰痛如刺，或触之僵硬有牵制感，痛有定处，劳累、晨起、久坐加重，日轻夜重，轻者俯仰不便，重则不能转侧，舌质紫黯，或有瘀斑，脉涩。

4.肾气亏虚　腰部隐隐作痛，酸软无力，缠绵不愈。兼见局部发凉，喜温喜按，遇劳更甚，卧则减轻，面色㿠白，肢冷畏寒，舌质淡，脉沉细无力者为肾阳虚；兼见心烦少寐，口燥咽干，面色潮红，手足心热，舌红少苔，脉弦细数者为肾阴虚。

二、治疗

（一）针灸治疗

治则：壮腰固肾，通经止痛。以阿是穴及足太阳经穴位为主。

主穴：肾俞、腰眼、委中、阿是穴、大肠俞。

配穴：寒湿痹阻者，加腰阳关；湿热阻滞者，加大椎；瘀血阻滞偏于脊柱正中疼痛者加水沟，偏于腰外侧疼痛者加后溪；肾气亏虚者，加志室、命门。

操作：寒湿痹阻、湿热阻滞、瘀血阻滞均采用泻法；肾气亏虚证用补法。寒湿证、肾阳虚证加灸法，瘀血证在委中点刺放血。

方义：腰眼、阿是穴、大肠俞可疏通局部经脉、络脉及经筋之气血，通经止痛；“腰为肾之府”，肾俞可壮腰益肾，使肾精得以温煦、濡养腰府；“腰背委中求”，委中为足太阳经合穴，可疏调腰背部膀胱经脉之气血，达到通经止痛的效果。

（二）推拿治疗

治则：壮腰固肾，通经止痛。以足太阳经穴位为主。

取穴：肾俞、大肠俞、八髎、秩边、委中等穴。

手法：㨰法、按揉法、擦法等。

操作：患者取俯卧位，于腰部两侧膀胱经由上往下施以㨰法和按揉法，反复操作3遍；重点于阿是穴、委中穴施以按揉法；于腰背部两侧膀胱经和腰骶部施以擦法，以透热为度。寒湿痹阻或湿热阻滞者，加两侧肾俞穴连线横擦法；瘀血阻滞者，加痛点及其周围指拨法；肾气亏虚者，加腰阳关至命门连线擦法。

（三）其他治疗

1.皮肤针　选择腰脊疼痛部位，用梅花针叩刺出血，加拔火罐。适用于寒湿痹阻、湿热阻滞和瘀血腰痛。

2.耳针　取患侧腰骶椎、肾、神门，毫针刺后嘱患者活动腰部；或用揿针埋藏或用王不留行贴压。

3.穴位注射　用地塞米松5mL和普鲁卡因2mL混合液，在痛点严格消毒后刺入，无回血后推药液，每穴注射0.5～1mL，每日或隔日1次。

第三十三节　肥　胖

肥胖是以体内脂肪增多为主要表现的一种病证。目前衡量肥胖的主要指标有：体重指数(BMI)[体重(kg)/身高的平方(m^2)]、腰围(WC)和腰臀比(WHR)。我国专家在2001年提出：体重指数在18.5～23.9为正常体重，大于或等于24为超重，大于或等于28为肥胖，大于30为中度肥胖，大于35为重度肥胖。另外，正常成年男性腰围应小于85cm，腰臀比小于0.90，正常成年女性腰围应小于80cm，腰臀比小于0.85，超过上述指标者，标志腹部脂肪堆积，称为腹部型肥胖。肥胖可见于任何年龄，尤以女性多见。其发病与人种、饮食、环境等因素有关，主要由于先天禀赋因素、过食肥甘、久卧久坐等引起脾胃肾三脏功能失调，痰湿浊脂瘀滞体内而致。

西医学按发病因素将肥胖分为单纯性肥胖、继发性肥胖和药物引起的肥胖。单纯性肥胖占肥胖者的95%以上，是针灸减肥的主要适应证。也有按发病年龄和脂肪组织病理把肥胖分为体质性肥胖和获得性肥胖两类。

一、辨证

本病以脂肪增多为主要症状，轻度肥胖常无明显伴随症状，重度肥胖多伴有疲乏无力，动则气促、汗出，行动迟缓；或脘痞痰多，倦怠恶热；或少气懒言，怕冷，甚至面浮肢肿等。根据其临床表现可分为脾胃郁热、脾胃虚弱和真元不足三个证型。

1.脾胃郁热　体质肥胖，上下匀称，肌肉坚实，食欲亢进，面色红润，多汗畏热，腹胀便秘，舌质正常或偏红，苔薄黄，脉滑有力。

2.脾胃虚弱　体胖而以面、颈部为甚，肌肉松弛，面色苍白或浮肿，神疲困倦，懒言少气，形寒怕冷，皮肤干燥，纳呆腹胀，大便溏薄，舌淡，苔薄白，脉细弱。

3.真元不足　肥胖以臀、大腿为明显，肌肉松弛，神疲而面色皖白，喜静恶动，纳谷正常或稍少，易恶寒，或伴尿少浮肿：头晕腰酸，月经不调或阳痿早泄，舌质淡，边有齿痕，苔薄白，脉沉细迟缓。

二、治疗

(一)针灸治疗

治则：调理脾胃，除痰化浊，通经活络。以足太阴、足阳明经穴位和肥胖部位局部穴位为主。

主穴：脾俞、胃俞、中脘、天枢、大横、上巨虚、丰隆、阴陵泉、支沟。

配穴：脾胃郁热者，加合谷、内庭、曲池；脾胃虚弱者，加足三里、气海、关元；真元不足者，加命门、肾俞、太溪。

操作：主穴以毫针刺为主，强刺激泻法。对于配穴，实证用泻法，虚证用补法，命门、肾俞可加灸。

方义：脾俞、胃俞分别为脾胃之背俞穴，可调理脾胃之受纳及运化功能；中脘为胃之募穴、腑之会穴，天枢为大肠募穴，上巨虚为大肠下合穴，大横为脾经穴位，善健脾助运，以上穴位同用可收调理脾胃、通利肠腑、降浊消脂之功；丰隆为足阳明胃经穴，功善除湿化痰，配阴陵泉可蠲化痰浊；支沟疏调三焦。诸穴合用，则达健脾胃、利肠腑、化痰浊、通经络之功。

(二)推拿治疗

治则：调理脾胃，除痰化浊，通经活络。以足太阴、足阳明经穴位和肥胖部位局部穴位为主。

取穴：神阙、天枢、中脘、气海、梁门、曲泽、曲池、太渊、大陵、髀关、阳陵泉、丰隆、环跳等穴。

手法:摩法、拿捏法、平推法、捏脊等。

操作:患者取仰卧位,于腹部施以顺时针方向摩法,以腹部有热感为度;再施以全腹部拿捏法(拿捏时面积稍大而力量稍沉,捏而提起时稍加捻压,提起和放下时动作宜缓慢),反复操作,以腹部酸胀有微痛为度;双手掌自两胁向中、下腹部施以平推法。患者取俯卧位或侧卧位,背部沿膀胱经、督脉分别施以捏脊疗法,以背部酸胀有微痛为度。

(三)其他治疗

1.耳针　以内分泌、三焦、胃、大肠、小肠、脾、肾、神门、饥点(外鼻)、渴点(屏间)、三角区为主,根据具体情况再随证加选肝、肺。每次 5～7 穴,采用耳穴埋针或压丸法,3～5 天 1 次,两耳交替使用。

2.梅花针　在脊柱两侧、上下腹部及小腿前部和内侧,行重度叩刺。

3.电针　按针灸主方及加减选穴,针刺得气后接电针仪,用疏密波强刺激 30～40min,2 日 1 次。

4.灸法　主穴为阳池、三焦俞。配穴为地机、命门、三阴交、大椎。每次选主、配穴各 1 穴,行隔姜灸法,每次 5～7 壮。

第三十四节　水　肿

水肿是指体内水液滞留,泛滥肌肤,引起头面、眼睑、四肢、腹背甚至全身浮肿,严重者还可伴有胸水、腹水等。本证又名水气,可分为阴水和阳水二大类。阳水发病较急,多从头面部先肿,肿势以腰部以上为著;阴水发病较缓,多从足跗先肿,肿势以腰部以下为显。

本证常见于西医学中的急慢性肾炎、充血性心力衰竭、肝硬化以、及营养障碍等疾病。

一、病因病机

本证多因三焦气化失职、气机不利、水液停滞、排泄失常、渗于肌肤而发病。

1.风水相搏　肺为水之上源,又主一身之表,外合皮毛。风邪侵袭,肺失宣肃,不能通调水道,下输膀胱,以致风遏水阻,风水相搏,流溢于肌肤,发为水肿(阳水)。

2.脾虚湿困　脾主运化,喜燥恶湿。如居处潮湿,或涉水冒雨,水湿之气内侵,或平素酒食不节,生冷太过,湿蕴于中,脾为湿困,健运失司,不能升清降浊,以致水湿不得下行,泛于肌肤,而成水肿(阴水)。

3.阳虚水泛　生育不节,房劳过度,肾气内伤,或劳倦伤脾,日久脾肾俱虚,肾虚则开阖不利,不能化气行水,以致水液停聚,泛滥于肌肤,形成水肿(阴水)。

二、辨证

(一)阳水

证候:多为急性发作,初起面目微肿,继则遍及全身,皮肤光泽,按之凹陷易复,胸中烦闷甚则呼吸急促,小便短少而黄,伴有恶寒发热,咽痛,苔白滑或腻,脉浮滑或滑数。

治法:疏风利水。

(二)阴水

证候:发病多由渐而始,初起足跗微肿,继而腹背面部等渐见浮肿,按之凹陷恢复较难,肿势时起时消,气色晦滞,小便清利或短涩。脾虚者兼见脘闷纳少,大便溏泄。肾虚者兼见喜暖畏寒,肢冷神疲，腰膝酸软，脉沉细或迟，舌淡苔白。

治法：温阳利水。

三、治疗

（一）针灸治疗

1.阳水

取穴：肺俞、列缺、合谷、三焦俞。

配穴：恶寒甚者，加偏历。发热甚者，加曲池。咽痛者，加少商。面部肿甚者，加水沟。

刺灸方法：针用泻法。

方义：取肺俞以宣肺疏风，通调水道。列缺、合谷为原络相配，可疏解表邪。三焦俞调整气化，通利水道。

2.阴水

取穴：脾俞、肾俞、三焦俞、水分。

配穴：脾虚者，加中脘、足三里、天枢。肾虚者，加灸关元、命门。

刺灸方法：针用补法，可加灸。

方义：补脾俞、肾俞可温中助阳以化气利水。三焦俞通调水道以利水下行。水分可分利水邪，利尿行水。

（二）推拿治疗

取穴：水分、三阴交、阴陵泉、肺俞、脾俞、肾俞等。

手法：摩、一指禅推、按、揉、推等法。

操作：患者仰卧位，以顺时针方向掌摩腹部，一指禅推或按揉水分、水道、三阴交、阴陵泉等，以酸胀为度。以掌推法于小腿内侧由下而上、小腿外侧由上而下操作10～20次。

阳水者，加一指禅推肺俞、中府，拿风池、合谷。阴水者，加一指禅推脾俞、肾俞、神阙、关元，直擦背部督脉和膀胱经，以透热为度。

（三）其他疗法

1.耳针　取肺、脾、肾、膀胱，毫针中度刺激，留针30min，每日1次，或埋针或埋王不留行籽贴压刺激，每3～5天更换1次。

2.穴位敷贴　用车前子10g研细末，与独头蒜5枚、田螺4个共捣，敷神阙。或用蓖麻籽50粒，薤白3～5个，共捣烂敷涌泉。每日1次，连敷数次。

第三十五节　淋　症

淋证是以小便频急、淋沥不尽、尿道涩痛、小腹拘急、痛引腰腹为主要表现的病证。中医历代对淋证分类有所不同，本节分为热淋、气淋、血淋、膏淋、石淋、劳淋六种。

本证多见于西医学的泌尿系感染、泌尿系结石、泌尿系肿瘤以及乳糜尿等。

一、病因病机

本证病在肾和膀胱，多因湿热蕴结下焦、脾肾亏虚、肝郁气滞等引起。

1.湿热下注　过食辛热，或嗜酒肥甘，酿成湿热，下注膀胱发为热淋；若湿热蕴积，尿液受其煎熬，日积月累，尿中杂质结为砂石，则为石淋；若湿热蕴结于下，以致气化不利，清浊不分，小便如脂如膏，则为膏淋；若热盛伤络，迫血妄行，小便涩痛有血，则为血淋。

2.脾肾亏虚　久淋不愈，湿热耗伤正气，或年老、久病体弱以及劳累过度，房室不节，均可致脾肾亏虚。如遇劳即小便淋沥者，则为劳淋；中气不足，气虚下陷者，则为虚证气淋；脾肾亏虚，下元不固，不能制约脂液，脂液下泄，尿液浑浊，则为虚证膏淋；肾阴亏虚，虚火扰络，尿中夹血，则为虚证血淋。

3.肝郁气滞　恼怒伤肝，气郁化火，或气火郁于下焦，膀胱气化不利，则少腹作胀，而发为实证气淋。

二、辨证

（一）热淋

证候：小便频急，灼热涩痛，尿色黄赤，少腹拘急胀痛，或有恶寒发热，口苦，呕恶，或有腰痛拒按，或有大便秘结，苔黄腻，脉滑数。

治法：清热利湿通淋。

（二）石淋

证候：小便艰涩，尿中时夹砂石，或排尿时突然中断，尿道窘迫疼痛，少腹拘急，或腰腹绞痛难忍，尿中带血。湿热下注者，兼见大便于结，舌红，苔薄黄，脉弦或带数。若痛久砂石不去，腰腹隐痛，排尿无力，小腹坠胀，可伴见面色少华，精神委顿，少气乏力，舌淡边有齿印，脉细而弱，此为肾气亏虚。若眩晕耳鸣，腰酸膝软，手足心热，舌红少苔，脉细带数，为肾阴亏虚。病久下焦瘀滞者，见舌紫暗或有瘀斑，脉细涩。

治法：通淋排石。

（三）气淋

证候：肝郁气滞者，小便涩滞，淋沥不畅，少腹满痛，苔薄白，脉多沉弦。中气下陷者，少腹坠胀，尿有余沥，面色㿠白，舌淡，脉虚细无力。

治法：肝郁气滞者利气疏导；中气下陷者补中益气。

（四）血淋

证候：湿热下注者，可见小便热涩刺痛，尿色深红，或夹有血块，伴发热，心烦口渴，腰痛，大便秘结，苔黄，脉滑数。肾阴亏虚者，可见小便涩痛较轻，尿色淡红，腰酸膝软，神疲乏力，头晕耳鸣，舍淡红，脉细数。

治法：湿热下注者清热利湿，通淋止血；肾阴亏虚者滋阴补肾，清热止血。

（五）膏淋

证候：湿热下注者，小便浑浊如米泔水，置之沉淀如絮状，上有浮油如脂，或夹有凝块，或混有血液，尿道热涩疼痛，舌红，苔黄腻，脉濡数。脾肾两虚者表现为病久不已，反复发作，小便浑浊如米泔水，尿道涩痛不甚，形体日渐消瘦，神疲无力，腰酸膝软，舌淡，苔腻，脉细弱无力。

治法：湿热下注者清热利湿，分清泄浊；脾肾两虚者益气升陷，补虚固涩。

（六）劳淋

证候：小便不甚赤涩，但淋沥不已，时作时止，遇劳即发，腰酸膝软，神疲乏力，舌淡，脉虚细弱。

治法：健脾益肾，利尿通淋。

三、治疗

（一）针灸治疗

1.热淋

取穴：膀胱俞、中极、阴陵泉、行间。

配穴：恶寒发热者，加合谷、列缺。便秘甚者，加支沟。

刺灸方法：针用泻法。

方义：膀胱俞、中极为俞募配穴法，以疏利膀胱气机。阴陵泉通利小便，疏通气机。取肝经荥穴行间，泻热而定痛。

2.石淋

取穴：膀胱俞、中极、秩边、委阳、然谷。

配穴：湿热下注者，加阴陵泉、三焦俞。肾气亏虚者，加肾俞、关元、足三里。肾阴亏虚者，加肾俞、太溪、照海。下焦瘀滞者，加气海、膈俞。腰腹急痛甚者，加水沟。

刺灸方法：实证针用泻法，虚证针用补法，秩边透水道。

方义：膀胱俞、中极方义同“热淋”。秩边透水道，配合委阳、然谷具有通淋排石止痛之功。加阴陵泉、三焦俞以清热利湿。加肾俞、关元、足三里可益肾补气。加肾俞、太溪、照海可滋肾补阴。取气海、膈俞以理气活血祛瘀。

3.气淋

取穴：膀胱俞、中极、秩边。

配穴：肝郁气滞者，加肝俞、太冲、间使。中气下陷者，加气海、足三里。

刺灸方法：实证针用泻法，虚证针用补法，秩边透水道。

方义：膀胱俞、中极方义同“热淋”。秩边可理气通淋。肝俞、太冲、间使可疏肝理气。气海、足三里可健脾益气。

4.血淋

取穴：膀胱俞、中极、血海、三阴交。

配穴：湿热下注者，加少府、劳宫。肾阴亏虚者，加复溜、太溪、肾俞。

刺灸方法：实证针用泻法，虚证针用补法。

方义：膀胱俞、中极方义同“热淋”。血海、三阴交可清利湿热，凉血止血。加少府、劳宫可清热除烦。加复溜、太溪、肾俞可滋肾养阴。

5.膏淋

取穴：膀胱俞、中极、阴陵泉、三阴交。

配穴：湿热下注者，加行间。脾肾两虚者，加气海、肾俞、命门、脾俞。小便混浊如膏者，加灸气海俞、百会。

刺灸方法：实证针用泻法，虚证针用补法。

方义：膀胱俞、中极方义同“热淋”。阴陵泉、三阴交既可分清泌浊、清利湿热，又可滋补脾肾、补虚固涩。加行间增强清热力量。加气海、肾俞、命门、脾俞以补益脾肾。

6.劳淋

取穴：膀胱俞、中极、脾俞、肾俞、命门、关元、足三里。

配穴：心悸气短者，加内关。

刺灸方法：针用补泻兼施法。

方义：膀胱俞、中极方义同“热淋”。取脾俞、肾俞、命门、关元、足三里可补益脾肾，益气通淋。

（二）推拿治疗

取穴：中极、气海、水分、天枢、水道、归来、气冲、脾俞、肾俞、膀胱俞、太冲等。

手法：一指禅推、按、揉、摩、擦法。

操作：患者仰卧位，按揉中极、气海、水分，一指禅推法自天枢沿外陵、大巨、水道、归来至气冲，反复操作3～5次，顺时针方向摩小腹。患者俯卧位，掌揉法施于脾俞至膀胱俞，一指禅推或按揉法施于脾俞、肾俞、膀胱俞。

湿热下注者，加用一指禅推或按揉箕门、阴陵泉、复溜，横擦腰骶部，微热为度。脾肾亏虚者，加用一指禅推或按揉足三里、三阴交、太溪、涌泉，直擦背部督脉，横擦脾俞、肾俞、命门、八髎，透热为度。肝郁气滞者，加用一指禅推或按揉太冲、行间、期门，斜擦胁肋。

（三）其他疗法

1.耳针　取膀胱、肾、交感、肾上腺，每次选2～4穴，毫针强刺激，留针20～30min，每日1次。

2.皮肤针　取三阴交、曲泉、关元、曲骨、归来、水道、腹股沟部、第二腰椎至第四骶椎夹脊，用皮肤针叩打至皮肤红润为度。

3.电针　取肾俞、三阴交，毫针刺入后予高频脉冲电流刺激5～10min。

第三十六节　阳　痿

阳痿是指年龄未届性功能衰退的男性出现阳事不举或临房举而不坚之证。

本证可见于西医学的男子性功能障碍及某些慢性虚弱疾病。

一、病因病机

本证多由命门火衰、肝肾亏虚、思虑过度、惊恐等引起，亦有湿热下注、宗筋松弛而致者，但较为少见。

1.命门火衰　房事不节，或手淫过度，肾阳亏虚，无力鼓动，而致阳痿。

2.心脾两虚　思虑过度，损伤心脾，气血不足，宗筋痿软，以致阳事不举。

3.惊恐伤肾　房事之中，卒受惊恐，或焦躁不安，气机受阻，以致阳痿。

4.湿热下注　湿热蕴结，下注宗筋，致使宗筋痿软不举。

二、辨证

1.命门火衰　证候：症见阳痿，面色㿠白，腰酸足软，头晕目眩，精神萎靡，甚至周身怕冷，食欲减退，舌淡，苔白，脉沉细。

治法：补肾壮阳。

2.心脾两虚

证候：症见阳痿，伴有面色萎黄，食欲不振，精神倦怠，周身肢体酸软无力，舌淡，苔薄白，脉细弱。

治法：补益心脾。

3.惊恐伤肾

证候：症见阳痿，精神抑郁或焦躁紧张，胆小多疑，心悸失眠，苔薄腻，脉沉细。

治法：益肾宁神。

4.湿热下注

证候：阴茎痿软，勃而不坚，阴囊潮湿气臊，下肢酸重，尿黄，舌红，苔黄腻，脉滑数。

治法：清热化湿。

三、治疗

(一)针灸治疗

1.命门火衰

取穴：肾俞、命门、关元、中极、三阴交。

配穴：头昏目眩者，加风池。

刺灸方法：针用补法，可加灸。

方义：肾俞、命门用补法加温灸，以补肾中元阳，壮命门之火。取任脉关元、中极能直接兴奋宗筋，温下元之气。补三阴交益肝肾，以治其本。

2.心脾两虚

取穴：心俞、脾俞、肾俞、关元、足三里、三阴交。

配穴：夜寐不宁者，加神门。心悸怔忡者，加内关。

刺灸方法：针用补法。

方义：取心俞、脾俞补益心脾气血。肾俞为肾气转输之处，可益肾气滋肾阴：关元乃足三阴与任脉之会，三焦之气所生之地，可培肾固本，补益元气，强壮宗筋。足三里补益脾胃之气，健旺生化之源。三阴交补益肝肾之阴。

3.惊恐伤肾

取穴：心俞、肾俞、神门、气海、三阴交。

配穴：胆怯易惊者，加间使。

刺灸方法：针用补法。

方义：取心俞以养心调神。肾俞补肾益气。神门宁心安神。气海调下元气机，补益肾中元气。三阴交补益肝肾之阴。

4.湿热下注

取穴：中极、三阴交、曲泉、行间。

配穴：阴囊潮湿气臊者，加阴陵泉、蠡沟。

刺灸方法：针用泻法。

方义：中极、三阴交可利湿清热。曲泉、行间清热利宗筋。

(二)推拿治疗

取穴：神阙、气海、关元、中极、肾俞、命门、腰阳关、次髎、中髎等。

手法：一指禅推、摩、按、揉、擦等法。

操作：患者仰卧位，先用掌根揉神阙，以脐下有温热感为度，再按揉气海、关元、中极，然后在气海、关元处施以掌摩法，以小腹部有温热感为度。患者俯卧位，先按揉肾俞、命门，手法不宜过重，微感酸胀后再用一指禅推法及点揉法施于次髎、中髎，刺激要稍重，然后横擦腰阳关，以小腹部透热为度。

命门火衰者，加直擦背部督脉，横擦肾俞、命门、腰阳关，以透热为度。心脾两虚者，加摩中脘，按揉心俞、脾俞、三焦俞，横擦左侧脾俞、胃俞。惊恐伤肾者，分抹前额，按揉太阳、百会，在颈项部用一指禅推法或按揉法自上而下反复治疗数次。湿热下注者，加按揉阴陵泉、曲泉，横擦八髎，微热为度。无全身症状者，在第二腰椎作旋转扳法，再按揉长强。直擦背部督脉，以透热为度，横擦次髂、中髎，以热量透达下肢为好。

(三)其他疗法

1.耳针　取外生殖器、内生殖器、内分泌、肾，每次选 2～4 穴，毫针中度刺激，留针 5～15min，每日或隔日1次，或埋针按压刺激。

2.电针　取八髎、然谷或关元、三阴交，两组穴位交替使用，针刺后通低频脉冲电流3～5min，每日或隔日1次，10次为1疗程。

3.穴位注射　取关元、中极、肾俞，每次选2穴，药物采用维生素$B_1$150mg或维生素$B_1$20.1mg.或丙酸睾丸酮5mg或当归注射液等，每穴注射0.5mL，隔日1次，10次为1疗程。

4.穴位埋线　取肾俞、关元、三阴交、中极，每次选1～3穴，用0～1号羊肠线按常规操作埋入穴内，每隔1个月或1个半月埋线1次。

第三十七节　早　泄

早泄是指性交时阴茎插入阴道时间极短即发生射精，不能进行正常性交的病证，严重者发生在交媾前即泄精。本证与西医学男子性功能障碍中的早泄相同。

一、病因病机

本证由多种原因所致肾失封藏、固摄无权而引起。

1.肾虚不固　房事频繁，或手淫过度，肾气亏虚，精关不固而早泄。

2.阴虚火旺　肾阴不足，相火偏旺，精宫易扰，发为早泄。

3.心脾两虚　思虑太过，耗伤心脾，气血不足，封藏失职。

4.惊恐伤肾　房事之中，惊恐焦躁，气机逆乱，肾失封藏。

5.肝郁气滞　精神抑郁，肝气郁结，肝失疏泄，扰动精宫。

二、辨证

1.肾虚不固

证候：性欲减退，阴茎勃起缓慢，入房早泄，或伴阳痿，精神委靡，夜尿多或余沥不尽，腰酸膝软，舌淡，苔白，脉沉弱。

治法：补肾固精。

2.阴虚火旺

证候：欲念时起，阳事易举或举而不坚，临房早泄，常伴遗精，失眠多梦，腰酸膝软，五心烦热，潮热盗汗，头晕目眩，耳鸣心悸，口干咽痛，舌红，脉细数。

治法：滋阴降火摄精。

3.心脾两虚

证候：临房早泄，心悸失眠，健忘多梦，神疲气短，眩晕形瘦，纳谷不馨，大便溏薄，面色无华，舌淡，苔白，脉沉细。治法：养心健脾固精。

4.惊恐伤肾

证候：临房胆怯，恐惧不安，一交即泄，舌淡，苔白，脉弱。

治法：补肾定心固精。

5.肝郁气滞

证候：交媾早泄，精神抑郁，胁肋胀满，小腹作胀，胃纳不佳，苔薄白，脉弦。

治法：疏肝解郁固精。

三、治疗

（一）针灸治疗

1.肾虚不固

取穴：肾俞、志室、关元、三阴交。

配穴：伴阳痿者，加灸命门。夜尿多者，加中极、膀胱俞。

刺灸方法：针用补法，可加灸。

方义：肾俞、志室可益肾固摄。关元壮阳补气，以固精关。三阴交为足三阴之交会穴，可助补肾之力。

2.阴虚火旺

取穴：肾俞、志室、太溪、神门、三阴交。

配穴：阳事易举者，加太冲。潮热盗汗者，加合谷、复溜。

刺灸方法：针用补泻兼施法。

方义：肾俞、志室、太溪可补肾阴，降虚火。神门泻心火以宁神定志。三阴交补肾滋阴。

3.心脾两虚

取穴：心俞、脾俞、肾俞、关元、神门、三阴交。

配穴：纳谷不馨、便溏者，加足三里。

刺灸方法：针用补法，可加灸。

方义：心俞、脾俞养心安神，健脾益气。肾俞、关元补肾固精。神门、三阴交益气养血安神。

4.惊恐伤肾

取穴：肾俞、神门、三阴交、关元。

配穴：胆怯不安者，加心俞、胆俞。

刺灸方法.：针用补法。

方义：肾俞补肾益气。神门、三阴交镇惊安神。关元补肾固精。

5.肝郁气滞

取穴：太冲、内关、气海、三阴交。

配穴：胃纳不佳者，加足三里。

刺灸方法：针用泻法。

方义：太冲疏肝理气解郁。内关宽胸理气和胃。气海既可疏调气机，又能固摄精液。三阴交补益肾气。

（二）推拿治疗

取穴：气海、石关、心俞、脾俞、肾俞、膏肓、关元俞等。

手法：一指禅推、按、揉、摩、擦等法。

操作：患者仰卧位，用掌按法施于气海、关元，使热感深透小腹。用一指禅推法或按揉法施于石关、梁门，顺时针方向掌摩小腹部。患者俯卧位，用掌揉法施于腰脊柱两侧膀胱经，用一指禅推法或按揉法施于心俞、脾俞、肾俞、膏肓、气海俞、关元俞，以酸胀为度。

肾虚不固者，加直擦督脉，自大椎擦至腰阳关，横擦肾俞、命门、气海俞、关元俞、八髎，均以透热为度。阴虚火旺者，加用一指禅推或按揉神门、太溪、行间，横擦肾俞、命门，擦涌泉。心脾两虚者，加摩中脘，按揉心俞、脾俞、三焦俞，横擦左侧脾俞、胃俞。惊恐伤肾者，加分抹前额，按揉太阳、百会，在颈项部用一指禅推法或按揉法自上而下反复治疗数次。肝郁气滞者，加按揉章门、期门、太冲、曲泉，搓两胁。

(三)其他疗法

1.耳针　取内生殖器、外生殖器、神门、内分泌、心,每次选2～4穴,毫针刺激,隔日1次,或埋针、埋籽按压刺激。

2.穴位敷贴　以露蜂房、白芷各10g研末,醋调成团,临睡前敷神阙。

第三十八节　遗　精

遗精是指不因性生活而精液频繁遗泄的病证,如有梦而遗精,称为梦遗;无梦而遗精,甚至清醒时精液流出,称滑精。未婚或已婚后与妻子分居的男子,每月遗精4次以下者,多属正常现象。

西医学中的男子性功能障碍、前列腺炎等引起的遗精,一般可参考本节内容辨证论治。

一、病因病机

本证的发生多因阴虚火旺、心脾亏损、湿热下注等,以致肾失封藏所致。

1.阴虚火旺　心肾相交,水火相济;若肾阴不足,心火偏亢,扰动精室,则发为遗精。

2.湿热下注　过食肥甘辛辣,损伤脾肾,蕴湿生热,下扰精室,引致遗精。

3.心脾两虚　劳神太过,思慕不已,耗伤心脾,心虚则神浮不定,脾虚则气陷不摄,终致遗精。

4.肾虚不固　恣情纵欲,房事无度,或手淫频繁,致肾精亏虚,精关不固,发为遗精。

二、辨证

1.阴虚火旺

证候:梦中遗精,夜寐不宁,头昏头晕,耳鸣目眩,心悸易惊,神疲乏力,或见尿少色黄,舌尖偏红,苔少,脉细数。

治法:滋阴降火摄精。

2.湿热下注

证候:多梦遗精频作,尿后常有精液外流,尿色黄,尿时不爽或有灼热,口干苦,渴不多饮,舌红,苔黄腻,脉濡数。

治法:清热利湿固精。

3.心脾两虚

证候:遗精遇思虑或劳累过度而作,头晕失眠,心悸健忘,食少便溏,面色萎黄,舌淡,脉细弱。

治法:养心健脾固精。

4.肾虚不固

证候:遗精频作,甚则滑精,面色少华,精神委靡,头晕目眩,耳鸣,腰膝酸软。肾阳虚者兼见畏寒肢冷,阳痿早泄,舌淡,苔薄白,脉沉细弱。

治法:补肾固精。

三、治疗

(一)针灸治疗

1.阴虚火旺

取穴:心俞、神门、志室、中极、三阴交。

配穴:相火偏旺阳事易兴者,加太冲、阳陵泉。

刺灸方法:针用补泻兼施法。

方义：泻心俞清泻君火，泻神门宁心安神。志室、中极既能益肾固精，又能清泻相火。三阴交属肝脾肾三经之会，能益阴以和阳，协调阴阳之平衡。

2.湿热下注

取穴：膀胱俞、中极、次髎、肾俞、阴陵泉、行间。

配穴：尿时不爽者，加三阴交。

刺灸方法：针用泻法。

方义：膀胱俞、中极为俞募配穴，加次髎以清利下焦湿热。取肾俞补肾固摄。阴陵泉、行间泻之能清热利湿。

3.心脾两虚

取穴：心俞、脾俞、三阴交、神门、肾俞、中极。

配穴：头晕者，加风池。心悸者，加内关。食少便溏者，加足三里。

刺灸方法：针用补法，可加灸。

方义：心俞、脾俞养心健脾。三阴交、神门可健脾益气，安神定志。肾俞、中极可固精止遗。

4.肾虚不固

取穴：肾俞、志室、中极、太溪。

配穴：伴早泄者，加关元。

刺灸方法：针用补法，可加灸。

方义：取肾俞、志室补肾益气，封藏精室。补中极更能固摄精气。太溪滋补肾中之元阳和元阴。

（二）推拿治疗

取穴：气海、石关、心俞、脾俞、肾俞、膏肓、关元俞等。

手法：一指禅推、按、揉、摩、擦法。

操作：患者仰卧位，用掌按法施于气海、关元，使热感深透小腹。用一指禅推法或按揉法施于石关、梁门，顺时针方向摩小腹部。患者俯卧位，用掌揉法施于腰脊柱两侧膀胱经，用一指禅推法或按揉法施于大椎、心俞、脾俞、肾俞、膏肓、气海俞、关元俞，以酸胀为度。

阴虚火旺者，加一指禅推或按揉神门、太溪、行间，横擦肾俞、命门，擦涌泉。湿热下注者，加按揉阴陵泉、曲泉，横擦八髎，微热为度。心脾两虚者，加摩中脘，按揉心俞、脾俞、三焦俞，横擦左侧脾俞、胃俞。肾虚不固者，加直擦督脉，自大椎擦至腰阳关，横擦肾俞、命门、气海俞、关元俞、八髎，均以透热为度。

（三）其他疗法

1.耳针　取内生殖器、内分泌、神门、肝、肾，每次选1～4穴，毫针中度刺激，留针5～30min，每日1次，或采用埋针刺激。

2.皮肤针　取心俞、肾俞、志室、关元、中极、三阴交、太溪，或取腰骶两侧夹脊穴及足三阴经膝关节以下的经穴，用皮肤针叩打皮肤呈轻度红晕，每晚1次。

3.穴位注射　取中极、关元，选用维生素B_{12}或维生素B_1注射液，每穴注射0.5mL，隔日或每日1次，10次为1疗程。

4.穴位埋线　取关元、中极、肾俞、三阴交，每次选用2穴，用0～1号羊肠线埋入，每2周1次。

第三十九节　男性不育症

凡育龄夫妇结婚2年以上,未采用避孕措施,因男方原因而造成女方不孕,称男性不育症。可分为绝对不育症和相对不育症两类,前者是男方有先天性或后天性生理缺陷而致女方不能受孕,后者指某种原因阻碍受孕和降低生育能力,致使女方不能受孕。本节主要涉及男子精子减少症、无精子症、死精子症、精液不液化、不射精症、逆行射精症等。

本病属中医学的无嗣范畴。

一、病因病机

影响男性生育能力的因素主要有睾丸生精功能缺陷、内分泌功能紊乱、精子抗体形成、精索静脉曲张、输精管道阻塞、外生殖器畸形和性功能障碍等。多数患者系精子生成障碍,这些患者虽可产生一定数量的精子,但其数量减少,而且精子质量差,活动力低,并有畸形精子出现。

中医认为本病多与肾虚、气血亏虚、肝郁血瘀、湿热下注等因素有关。

1.肾精亏虚　素体精血亏虚,或纵欲过度,或频频手淫而精血暗耗;或久病伤阴,肾虚精亏,阳事不协,以致不育。

2.肾阳亏虚　禀赋不足,素体阳虚,房事不节,命门火衰,以致不育。

3.气血亏虚　思虑忧郁,饮食不节,损伤心脾,气血化源不足;或久病耗伤气血,以致肾气不充,肾精亏乏,而致不育。

4.气滞血瘀　情志抑郁,或所欲不遂,肝失疏泄,气机阻滞,日久则气滞血瘀,阳气不升,宗筋失养,而致不育。

5.湿热下注　脾虚生湿,或素体肥胖,恣食厚味,聚湿生痰,郁而化热,流注下焦,而致不育。

二、辨证

多数精子异常和精液异常的患者一般无明显症状及体征,性生活一如常人。部分患者有生殖系感染、睾丸发育不良、睾丸萎缩等局部体征和全身症状。如精液常规检查3次,无精子发现称无精子症,畸形精子数超过30%为畸形精子过多症,精子活力检测小于50%为精子活力低下症。精液常规检查,如1h内的精子死亡率在80%以上为死精子症。精液液化检查,如1h后仍不液化者为精液不液化。抗精子抗体阳性为免疫性不育症。

1.肾精亏虚

证候:婚后不育,腰膝酸软,遗精尿频,神疲无力,头昏目眩,舌红苔少,脉细数。精液常规检查:精液稀薄,或过于黏稠,精子数少,活动力弱。

治法:补肾填精。

2.肾阳亏虚

证候:婚后不育,性欲低下,或阳痿早泄,畏寒肢冷,精神委靡,面色㿠白,舌淡苔白,脉沉迟。精液常规检查:精液稀薄,精子数少,活动力弱。

治法:温肾壮阳。

3.气血亏虚

证候:婚久不育,性欲减退或阳痿,面色萎黄,少气懒言,形体消瘦,体倦乏力,尤以行房后为甚,心悸失眠,头晕目眩,纳呆便溏,舌淡无华,脉沉细弱。精液常规检查:精液量少,精子数少,活动力弱。

治法:益气养血填精。

4.气滞血瘀

证候:婚久不育,情志抑郁沉闷,胸胁胀满,或会阴部作胀,烦躁少寐,或伴阳痿,或伴不射精,或精索增粗,舌暗红见瘀点,脉涩或弦。

治法:疏肝理气,活血化瘀。

5.湿热下注

证候:婚久不育,或形体肥胖,头晕身重,胁痛口苦,烦躁易怒,阴肿阴痒,阴囊潮湿多汗,性欲减退,甚则阳痿早泄,小便短赤,舌红,苔黄腻,脉弦数。精液常规检查:精子数少或死精子多,或不液化。

治法:清热利湿。

三、治疗

(一)针灸治疗

1.肾精亏虚

取穴:太溪、肾俞、三阴交、关元。

配穴:腰膝酸软者,加腰阳关、阴包。

刺灸方法:针用补法。

方义:太溪为足少阴肾经原穴,配肾俞可补肾填精。三阴交为足三阴经交会穴,既可滋补肝肾,又可健脾益气,以补后天之本。取关元可大补元气。

2.肾阳亏虚

取穴:肾俞、命门、关元。

配穴:畏寒肢冷者,加灸神阙、关元。

刺灸方法:针用补法,可加灸。

方义:肾俞、命门可温肾壮阳。关元可壮真火,大补元阳。

3.气血亏虚

取穴:关元、气海、脾俞、足三里、三阴交、肾俞。

配穴:心悸失眠者,加神门、内关。纳呆便溏者,加中脘、天枢。

刺灸方法:针用补法,可加灸。

方义:取关元、气海以大补元气。取脾俞、胃之下合穴足三里配足三阴经之交会穴三阴交,可健脾胃,助运化,补气血。肾俞可补益肾精。

4.气滞血瘀

取穴:太冲、曲骨、阴廉、三阴交。

配穴:胸胁胀满者,加章门、期门。

刺灸方法:针用泻法。

方义:取足厥阴肝经原穴太冲以疏肝理气,通利阴器。取曲骨壮阳举茎。配阴廉、三阴交以活血散瘀。

5.湿热下注

取穴:中极、大赫、阴陵泉、行间、肾俞。

配穴:阴痒腥热者,加蠡沟、阴廉。

刺灸方法:针用泻法。

方义:取中极配大赫,清利下焦湿热。阴陵泉配行间以清热化湿。肾俞可补肾固精。

(二)推拿治疗

取穴:关元、气海、肾俞、太溪、三阴交、命门、脾俞、足三里等。

手法:一指禅推、按、揉、搓、摩、擦等法。

操作:患者仰卧位,顺时针方向摩腹,一指禅推或掌根揉关元、气海。患者俯卧位,点按肾俞、太溪。

肾精亏虚者,加按揉脾俞、胃俞、足三里、三阴交、复溜,擦涌泉,横擦肾俞、命门等,透热为度。肾阳亏虚者,着重揉关元、气海,斜擦少腹,透热为度。按揉命门、腰阳关,直擦背部督脉、膀胱经,横擦肾俞、命门,透热为度。气血亏虚者,加按揉中脘,延长摩腹时间,然后按揉脾俞、足三里,横擦脾俞、胃俞、肾俞等,透热为度。气滞血瘀者,加点按肝俞,然后掌按阴部,搓擦两胁,按揉三阴交、血海。湿热下注者,加揉中脘,点按足三里、阴陵泉、脾俞。

(三)其他治疗

1.耳针　取肾、外生殖器、内生殖器、内分泌,毫针中度刺激,留针15～30min,每日或隔日1次。或埋王不留行籽按压刺激。

2.皮内针　取关元、三阴交,用麦粒型皮内针消毒后沿皮刺入12～25mm深,胶布固定针柄后留针2～3日,秋、冬季可适当延长。

3.穴位注射　取足三里、关元,或肾俞、三阴交,每次选用2个穴位,用绒毛膜促性腺激素500U注入穴位浅层内,每日1次,7次为1疗程。

第四十节　无脉症

无脉症又称大动脉炎,是指患者多处动脉搏动触摸不到的疾病。临床可见颈动脉(人迎脉)、桡动脉(寸口脉)、尺动脉(神门脉)、股动脉(气冲脉)、足背动脉(趺阳脉)搏动触及不到,但多发于上肢。青年女性发病率较高。

中医学中的臂厥、肝厥、脉绝等与本病相类似。

一、病因病机

无脉症的发病原因还不太清楚,可能属于自身免疫性疾病,引起动脉的大、中分支血管壁上的非特异性炎症,最后产生血管管腔狭窄或闭塞。

中医认为本病的发生,无外乎虚实二大类。正气不足、邪气内侵是酿成本病的主要原因,经脉失畅、营卫不通为主要病理机制。

1.外邪侵袭　风寒湿邪侵袭经脉,营卫失和,气血不畅,阻滞经脉而成。

2.脏气不足　心虚则不能主血脉,肺虚则难以朝百脉,肝气虚则失于疏泄,气血运行不畅,脾气虚则化源不足,经脉空虚。正气不足,经脉失和,遂成此病。

二、辨证

(一)臂厥(上肢无脉症)

证候:寸口脉、神门脉及人迎脉均微弱或消失,多见于单侧,也有双侧者,上肢厥冷乏力或麻木疼痛或不能握物,眼花发黑,头痛眩晕,患肢血压明显下降或测不到,舌淡,苔薄白。

治法:活血行气,温通经脉。

(二)骨干厥(下肢无脉症)

证候:气冲脉及趺阳脉微弱或消失,双下肢厥冷痿躄或麻木疼痛或不能步履,或伴头痛眩晕,舌淡,苔白。

治法:活血行气,温通经脉。

三、治疗

(一)针灸治疗

1.臂厥

取穴:太渊、尺泽、极泉、神门、内关、人迎。

配穴:眼花发黑者,加攒竹。眩晕者,加百会、风池。

刺灸方法:针用平补平泻法,可加灸。

方义:脉会太渊配肺经合穴尺泽可补肺气,通血脉。极泉、神门、内关疏调心经和心包经之气而补心气,调血脉。人迎属足阳明胃经,刺之可补气养血,通调经脉。

2.骭厥

取穴:气海、气冲、冲阳、阴陵泉、太冲。

配穴:头痛者,加风池。

刺灸方法:针用平补平泻法,可加灸。

方义:针灸气海可补气行血。气冲、冲阳、阴陵泉健脾益气通脉。太冲疏肝理气行血。

(二)其他疗法

1.皮肤针　臂厥者沿手三阴经在上肢的循行路线叩刺,骨干厥者沿足阳明胃经、足少阳胆经、足太阴脾经在下肢的循行路线叩刺,每隔0.5～1寸叩刺,中度刺激。

2.电针　臂厥取太渊、人迎、内关、尺泽、曲池,骨干厥取太冲、太溪、三阴交、足三里,针刺后接通脉冲电流,用疏密波中度刺激。

第三章　外科常见疾病

第一节　神经性皮炎

神经性皮炎以皮肤革化呈苔癣样改变和阵发性剧痒为主症，是一种皮肤神经功能失调所致的肥厚性皮肤病，又称慢性单纯性苔癣。成年人多发，多局限于某处，如颈项、肘窝、腋窝、腘窝、阴部、骶部等，偶可见散发全身，双侧对称分布。中医学称之为“顽癣”、“牛皮癣”、“摄领疮”等。中医学认为本病初起多为风热之邪阻滞肌肤，或颈项多汗，衣着硬领摩擦刺激所致；或病久耗伤阴血，血虚生风生燥，或血虚肝旺，情志不遂，郁闷不舒，紧张劳累，心火上炎致气血运行失职，凝滞肌肤而成。

西医学对本病病因未完全阐明，一般认为系大脑皮层兴奋和抑制功能失调所致。

一、辨证

本病以皮肤损害呈苔癣样改变，阵发性剧痒为主要症状。临床根据兼症等可分为风热、肝郁化火和血虚风燥等证型。

1.风热　发病初期，仅有瘙痒而无皮疹，或丘疹呈正常皮色或红色，食辛辣食物加重，伴小便短赤，苔薄黄，脉弦数。

2.肝郁化火　每因心烦发怒，情志不畅而诱发或加重。

3.血虚风燥　病久丘疹融合成片，皮肤增厚，干燥如皮革样，或有少量灰白鳞屑，而成苔癣化，夜间瘙痒加剧。

二、治疗

(一)针灸治疗

(1)治则：疏风止痒，清热润燥。以病变局部阿是穴及手阳明、足太阴经穴位为主。

(2)主穴：阿是穴、合谷、曲池、血海、膈俞。

(3)配穴：风热者，配太渊、风池；肝郁化火者，配肝俞、太冲；血虚风燥者，配脾俞、三阴交、足三里。

(4)操作：毫针刺，阿是穴围刺，并可艾灸，其余主穴用泻法。配穴按虚补实泻法操作。

(5)方义：取阿是穴可直达病所，既可散局部的风热郁火，又能通患部的经络气血，使患部肌肤得以濡养；合谷、曲池祛风止痒；血海、膈俞活血养血，取“治风先治血，血行风自灭”之义。

(二)推拿治疗

(1)治则：舒筋活血，理气解郁，镇静安神，祛风止痒。以足阳明、足太阴经穴位为主。

(2)取穴：百会、风池、足三里、三阴交、血海、膏肓、心俞、肝俞、脾俞、肾俞。

(3)手法：揉法、拿法、点按法、推法等。

(4)操作：患者取俯卧位，于背腰部施以掌揉法，并点按膏肓、心俞、肝俞、脾俞、肾俞；用双手揉拿下肢前面，点按足三里、三阴交、血海；用双拇指分推印堂至太阳穴，揉眉弓；点按百会、风池穴。

（三）其他治疗

1.皮肤针　先轻叩皮损周围，再重叩患处阿是穴以少量出血为度，同时可配合拔罐或艾条灸。

2.耳针　选肺、肝、神门、相应病变部位，毫针刺，中等强度刺激，或用小手术刀片轻割相应部位耳穴，以轻度渗血为度。

三、按语

（1）针灸推拿治疗本病有一定疗效，以皮肤针叩刺局部及相应夹脊穴较为多用。在此基础上辨证选穴，作整体调整，或在局部加用艾灸与拔火罐，亦均能获得较好的治疗效果。

（2）本病应注意与慢性湿疹、原发性皮肤淀粉样变相鉴别。慢性湿疹多有糜烂、渗液等，苔癣样变不如神经性皮炎显著，但浸润肥厚比较明显，边界也不如神经性皮炎清楚；原发性皮肤淀粉样变好发于小腿伸侧，为绿豆大的半球形丘疹，质坚硬，密集成片。

（3）本病较难痊愈，须坚持治疗。治疗期间应注意劳逸结合，避免精神过度紧张。避免搔抓皮损区，并注意调理饮食，忌食鱼虾、辛辣之品及饮酒，忌恼怒。

第二节　痤　疮

痤疮俗称“青春痘”、“粉刺”，是青春期常见的一种毛囊皮脂腺结构的慢性疾患。多发于青年男女，男性多于女性，一般青春期过后都自然痊愈。好发于面部、胸背部皮脂腺丰富的部位。可形成粉刺、丘疹、脓肿等损害，有碍美观。如果失治误治，病情恶化，会产生很多瘢痕。

一、临床表现

本病多见于18～30岁的青年男女，损害的部位为颜面、前额部，其次为胸背部。初期为粉刺，可挤出乳白色粉质样物，常对称分布，也可散在发生。之后可演变为炎性丘疹、脓疮、结节、囊肿和瘢痕等，常数种情况同时存在。病程长短不一，成年后多可缓解自愈，遗留或多或少的凹陷状瘢痕或瘢痕疙瘩。

1.肺经风热　以丘疹损害为主，可有脓疮、结节、囊肿等，口渴，小便短赤，大便秘结，苔薄黄，脉数。

2.脾胃湿热　颜面皮肤油腻不适，皮疹有脓疮、结节、囊肿等，伴有口渴、便秘，舌红，苔黄腻，脉濡数。

3.冲任不调　病情与月经周期相关，伴有月经不调、痛经等，舌红，苔薄黄，脉弦数。

二、治疗

（一）针灸治疗

（1）选穴：合谷、曲池、足三里及病位局部穴位。

（2）加减：肺经风热加大椎、肺俞；脾胃湿热加内庭；冲任不调加血海、关元。操作：毫针刺，每日1次，每次留针20～30min，6次为1疗程。

（二）其他疗法

1.拔罐法

（1）选穴：大椎。

（2）操作：用三棱针散刺出血后拔罐。

2.耳针

(1)选穴:肺、大肠、膈、内分泌、皮质下、神门、面颊。

(2)操作:可用三棱针在内分泌、皮质下等穴位处进行刺血,或用压籽法。

3.三棱针法

(1)选穴:大椎、耳背静脉、与病位相关经脉的井穴。

(2)操作:常规消毒后,用三棱针点刺大椎穴,待血液流出后加拔火罐,继而点刺耳背静脉和井穴,双手挤压出血数滴,每周 1 次。

4.穴位注射法

(1)选穴:足三里。

(2)操作:穴位消毒后,抽取肘静脉血液 3mL,迅速注射到一侧或两侧足三里穴内,10 天 1 次。

第三节 黄褐斑

黄褐斑是一种以颜面部出现局限性黄褐色或淡黑色皮肤色素改变为主症的皮肤病。中医学称为“黧黑斑”,此外还有“肝斑”、“面尘”、“蝴蝶斑”等别名。本病多发于孕妇及经血不调的妇女,男子或未婚女性亦可患病,皮损日晒后多可加重。本病多由七情内伤,饮食不调,劳倦失宜,妇人经血不调等导致。

西医学认为本病发病机理十分复杂,确切的发病原因目前尚不十分清楚。

一、辨证

本病以对称分布黄褐色或淡黑色斑片,或深或浅,大小不定,形状各异,如钱币、蝇翅状或蝴蝶状,日晒后加重为主要症状。临床根据兼症可分为肝郁气滞、肝脾不和、脾胃虚弱和肾阴不足等证型。

1.肝郁气滞　肝郁气滞为浅褐色至深褐色斑片,呈地图状或蝴蝶状,轮廓易辨,边缘不整,对称分布于目周、颜面,可伴有胁胀痞满,烦躁易怒,纳后腹胀,月经不调,经前斑色加深,两乳胀痛,舌苔薄白,脉弦。

2.肝脾不和　肝脾不和为栗皮色,地图斑片状,边缘不整,轮廓较清晰,对称分布于双颧、目、额面、鼻周、口周,伴胸脘痞闷,两胁作痛,腹胀便溏,月经不调,舌苔白,脉弦滑。

3.脾胃虚弱　脾胃虚弱为灰黑色斑片,状如蝴蝶,境界模糊,自边缘向中央逐渐加深,对称分布于前额、鼻翼、口周,伴气短乏力,腹胀纳差,四肢酸软,舌淡苔腻,脉细弱。

4.肾阴不足　肾阴不足为黑褐色斑片,大小不定,形状不规则,轮廓鲜明,多以鼻为中心,对称分布于颜面,伴头眩耳鸣,腰酸腿软,五心烦热,骨蒸盗汗,舌红少苔,脉细数。

二、治疗

(一)针灸治疗

(1)治则:活血通络,疏肝健脾,滋补肝肾。以足太阴、足厥阴、足少阴经穴位及病变局部穴位为主。

(2)主穴:太阳、阳白、攒竹、颊车、迎香、地仓、下关、血海、三阴交。

(3)配穴:肝郁气滞加期门、太冲、支沟、肝俞、阳陵泉;脾虚加中脘、足三里、脾俞等穴;肾虚加关元、太溪、气海、肾俞。

(4)操作:毫针刺,太冲、支沟、阳陵泉用泻法,其他穴位用补法。

(5)方义:太阳、阳白、攒竹、颊车、迎香、地仓、下关均为局部取穴,以起到活血通络、荣颜祛斑的作用;血海可活血化瘀;本病发生与肝、脾、肾三脏密切相关,以气血不能上承荣于面为其主要病机,故取三阴交以滋补肝肾,健补脾胃。

(二)推拿治疗

(1)治则:疏肝健脾,滋补肝肾。以足太阴、足厥阴、足少阴经穴位及病变局部穴位为主。

(2)取穴:太阳、阳白、攒竹、颊车、迎香、地仓、下关等。

(3)手法:抹法、揉法、擦法、点法、㨰法、拍法等。

(4)操作:患者取仰卧位,主要沿眼轮匝肌、额肌、口轮匝肌及面部主要肌群走行方向施以抹、揉、擦、点、㨰、拍等手法,于太阳、阳白、攒竹、颊车、迎香、地仓、下关等穴施以点揉法。肝郁气滞者,加期门、三阴交、太冲、支沟、肝俞、阳陵泉按揉法;脾虚者,加中脘、足三里、关元、脾俞按揉法;肾虚者,加关元、太溪、气海、肾俞按揉法。

(三)其他治疗

1.拔罐　以大椎穴为三角形顶点,两肺俞穴为三角形的两个底角,形成一个等腰三角形为刺络拔罐区,用梅花针在三角区内叩刺,每次选 1～2 个叩刺点,每个叩刺点上形成 15 个左右小出血点。叩刺后用 2 号玻璃罐,以闪火法于叩刺部位上拔罐,每个罐内出血量一般掌握在 1mL 以内,隔日 1 次,10 次为 1 疗程。

2.耳针　选相应部位、缘中、肾上腺、内分泌、肾、肝、脾、肺。月经不调加内生殖器、卵巢,男性加前列腺。相应部位点刺放血,其他主穴和配穴各选 2～3 个,以王不留行籽贴压。每次贴 1 耳,两耳轮换,3 天 1 次,10 次为 1 疗程。临床治疗时间较长,一般需要 1～3 个月。

三、按语

(1)针灸推拿治疗有一定的疗效。

(2)患者应保持心情舒畅,禁忌忧思恼怒。避免日光曝晒,夏季外出宜打伞戴帽。饮食适量,多食新鲜蔬菜、水果,勿食油腻、辛辣及酒酪之品。局部不宜滥用激素等外用药物。

第四节　扁平疣

扁平疣是一种以发生于皮肤浅表部位的小赘生物为主症,多发生于青年人颜面、手背部的常见皮肤病,尤以青春期前后女性为多,故也称为青年扁平疣。中医学称为“扁瘊”、“瘊子”、“疣目”。本病多由肌肤受风热之邪搏结而赘生,或因肝气郁结,气血凝滞,发于肌肤而成。

西医学认为本病是由人类乳头瘤病毒引起。

一、辨证

本病以颜面、手背和前臂处散在或密集分布淡红色或褐色米粒至芝麻粒大的扁平丘疹为主要症状。临床根据兼症可分为肝郁化火、风热搏结等证型。

1.肝郁化火　见烦躁易怒,口苦咽干,目眩,脉弦。

2.风热搏结　发病初期,丘疹呈淡红色或红褐色伴有瘙痒,兼见咳嗽,发热,脉浮数。

二、治疗

(一)针灸治疗

(1)治则:疏风清热,泻肝养阴。以手阳明经穴位为主。

(2)主穴:阿是穴(疣体所在部位)、合谷、曲池、血海。

(3)配穴:肝郁化火者,加行间、侠溪;风热搏结者,加风池、商阳。

(4)操作:毫针刺,泻法。用26~28号0.5~1寸毫针,在母疣中心快速进针至疣底部,大幅度捻转提插30次左右,然后摇大针孔,迅速出针,放血1~2滴,再压迫止血;若疣体较大,再于疣体上下左右四面与正常皮肤交界处各刺1针,以刺穿疣体对侧为度。施用同样手法,3~5天针刺1次。

(5)方义:本证刺法以刺疣体局部为主,用粗针刺出血再按压止血,意在破坏疣底部供应疣体的营养血管,使之出血、阻塞,断绝疣体的血液供应,从而使疣体枯萎脱落。因本证为风热毒邪结聚于皮肤所致,故疣数较多者取合谷、曲池针而泻之,散风清热;再针泻血海凉血化瘀、软坚散结,更有助于疣体之枯萎。

(二)其他治疗

1.激光照射　选取阿是穴,用7~25mW的氦一氖激光仪散焦作局部照射20~30min,每日1次。

2.耳针　选肺、肝、肾、面颊、内分泌、交感,每次取2~3穴,毫针刺,中等强度刺激,留针30min,每日1次。亦可用王不留行贴压。

三、按语

(1)针灸治疗扁平疣有较好疗效,多采用局部选穴。若在治疗期间出现局部色泽发红,隆起明显,瘙痒加重,往往是经气通畅之象,为转愈之征兆,应坚持治疗。

(2)治疗期间应忌食辛辣、海鲜等发物,避免挤压摩擦疣体,以防感染。

第五节　斑　秃

斑秃是指头皮部毛发突然发生斑状脱落的病证,中医学称“油风”,俗称“鬼剃头”。中医学认为“发为血之余”,本病主要由于房劳过度,肾精亏损,或思虑伤脾,气血生化无源;或肝肾阴虚,精血不足,血虚生风而毛发失养脱落;或情志不畅,肝气郁结而致血瘀气滞,瘀血不去,新血不生,血不养发而脱落;或精神刺激,心火亢盛而血热生风,风动脱发。

西医学中由中枢神经功能紊乱、内分泌失调、毛发乳头供血障碍、营养不良所致的斑秃属本病范畴。

一、辨证

本病以患者头部头发突然成片脱落,呈圆形、椭圆形或不规则形,边界清楚,小如指甲,大如钱币,一个至数个不等,皮肤光滑而有光泽为主要症状。临床根据病因不同可分为肝肾不足、气滞血瘀和血虚生风等证型。

1.肝肾不足　伴头晕目眩,耳鸣,失眠多梦,健忘,舌淡无苔,脉濡细。

2.气滞血瘀　病程日久,面色晦黯,舌质黯或有瘀点瘀斑,脉弦涩。

3.血虚生风　兼见患部发痒,头晕,失眠,舌淡红,苔薄,脉细弱。

二、治疗

（一）针灸治疗

（1）治则：养血祛风，活血化瘀。以督脉穴及患部阿是穴为主。

（2）主穴：阿是穴、百会、风池、太渊、膈俞。

（3）配穴：肝肾不足者，配肝俞、肾俞；气滞血瘀者，配太冲、血海；血虚风燥者，配足三里、血海。

（4）操作：毫针刺，主穴中阿是穴用梅花针叩刺，血虚证以局部发红为度，瘀血证以微有渗血为度；太渊、膈俞虚补实泻，余穴用泻法。配穴按虚补实泻法操作。

（5）方义：头为诸阳之会，百会为足太阳经与督脉交会穴，风池为足少阳经与阳维脉交会穴，且二穴皆近脱发患处，同用可疏通患部气血，疏散风邪；肺主皮毛，太渊为肺经原穴，且脉会太渊，血会膈俞，二穴同用补能益气养血，泻能活血化瘀；梅花针叩刺阿是穴，可疏导局部经气，促进新发生长。

（二）推拿治疗

（1）治则：养血祛风，活血化瘀。以督脉穴及患部阿是穴为主。

（2）取穴：百会、印堂、风池、内关、曲池、合谷、足三里、解溪、三阴交、涌泉等。

（3）手法：按揉法、拿法。

（4）操作：患者坐位，于风池穴施以拿法，于风池穴或风池穴下二横指的颈背两侧皮下肌腱或皮下结节处以右手拇指、示指用力按揉，以患者感觉到酸痛、全身发热、前额部出汗为度；于百会、印堂、内关、曲池、合谷、足三里、解溪、三阴交、涌泉等穴施以按揉法。至患者感觉全身发热，酸麻胀感明显为止。

（三）其他治疗

皮肤针选阿是穴。用梅花针轻叩患部，至皮肤微呈红晕时为止，每日1次，10次为1疗程。

三、按语

（1）针灸推拿治疗本病有较好效果，但对毛发全脱者则疗效欠佳。

（2）本病应注意与脂溢性脱发相鉴别，脂溢性脱发多从额部开始，延及前头和颅顶部，伴有脂溢，患部毛发稀疏、均匀不一，常有瘙痒及脱屑。

（3）治疗期间及平时宜保持心情舒畅，忌烦恼、悲观、忧愁。

第六节　风　疹

风疹是以皮肤瘙痒异常，出现成块成片、疏密不一的疹团为主证的一种皮肤病，又名“瘾疹”。发病迅速，遇风易发，有急性和慢性之分。其特征是皮肤上出现大小不等、数目不一的风疹块，时隐时现，伴有强烈的瘙痒感。急性者短期发作后多可痊愈，慢性者常表现为疹块反复发生，时轻时重，病程可达数月或经久难愈。本病可发生于任何年龄，但常见于青壮年。

本病相当于西医学之“荨麻疹”。

一、临床表现

1.风热犯表　风疹色红，灼热刺痒，遇热加剧，搔抓后起风团或条痕，伴发热恶寒，咽喉肿痛，苔薄黄，脉浮数。

2.风寒束表　皮疹色淡微红，遇风寒加重，得暖则减，冬重夏轻，伴恶寒，口不渴，舌淡，苔薄白，脉浮紧。

3.肠胃实热　皮疹色红，成块成片，瘙痒异常，伴脘腹疼痛、恶心、呕吐、便秘或泄泻，苔黄腻，脉滑数。

4.血虚风燥　皮疹淡红，反复发作，迁延日久，疲劳时加重，伴心烦少寐、口干、手足心热，舌红，少苔，脉细数。

二、治疗

(一)针灸治疗

(1)选穴：曲池、合谷、血海、三阴交、膈俞、委中。

(2)加减：风热犯表加大椎、风池，咽喉肿痛甚者加商阳、鱼际，呼吸困难配天突、膻中，咽痛加少商点刺出血，腹痛腹泻加天枢；风寒表加风门、风池，头痛者加太阳，若挟湿兼见面部水肿者加阴陵；肠胃实热加足三里，脘腹疼痛者加中脘、天枢，恶心呕吐者加内关；血虚风燥加足三里、三阴交、脾俞，心烦少寐、手足心热者加神门、风池。

(3)操作：毫针刺；每日1次，每次留针20～30min，6次为1疗程。

(二)其他疗法

1.耳针

(1)选穴：肺、大肠、肾上腺、神门、内分泌。

(2)操作：每次取2～3穴，毫针刺用中强刺激，留针20～30min。或用压籽法，每日按压3～5次，每次每穴按压20～30下，3天换药1次，两耳轮换，贴压5次为1疗程。

2.拔罐法

(1)选穴：神阙。

(2)操作：用闪火法拔罐。留3～5min即可起罐，稍停片刻再行拔罐，反复3次结束。每日1次。

3.三棱针法

(1)选穴：主穴：大椎、血海。配穴：疹发上肢配曲池；疹发下肢配委中；疹发背部配膈俞。

(2)操作：在穴位局部揉按后常规消毒，用三棱针点刺使血溢出，加拔火罐15min。隔日1次。

三、按语

(1)针灸治疗风疹效果较好，对反复发作者须查明原因，针对病因治疗。

(2)本病属过敏性皮肤病，病原很难找到，某些慢性风疹较难根治。若发作时出现呼吸困难(合并过敏性哮喘)，应及时采取综合治疗，以免发生窒息。

(3)忌食鱼腥虾蟹等易致过敏的食物；对易致过敏的药物，也应避免应用；便秘者应保持大便通畅。

第七节　丹　毒

丹毒是以患部皮肤突然变赤，色如涂丹，游走极快为主症的一种急性感染性疾病，常伴有恶寒、高热等。本病多因血分有热，更兼火毒侵袭，或皮肤黏膜破损，邪毒乘隙而入，火热毒邪郁于肌肤，经络气血壅遏而成。发于头面者，多夹风热；发于胸胁者，多夹肝火；发于下肢者，多兼湿热；发于新生儿者，则多由胎毒内蕴，外邪引动而发。

西医学的溶血性链球菌侵入皮肤或黏膜内的网状淋巴管所引起的急性感染性皮肤病属于本病范畴。

一、辨证

主症起病急骤，皮肤红肿热痛，状如云片，边界分明。

1.热毒夹风　发于头面，兼见发热恶寒，头痛，骨节酸楚，舌红苔薄白或薄黄，脉浮数。

2.热毒夹湿　发于下肢或红斑表面出现黄色水疱，兼见发热心烦，口渴，胸闷，关节肿痛，小便黄赤，脉濡数。

3.热毒内陷　出现胸闷呕吐、壮热烦躁、恶心呕吐、神昏谵语甚至痉厥等，属危急之候。

二、治疗

（一）针灸治疗

（1）治则：清热解毒，凉血祛瘀。以手阳明、足阳明、足太阳经穴位为主。

（2）主穴：大椎、曲池、合谷、委中、阿是穴。

（3）配穴：热毒夹风者，配风门；热毒夹湿者，配血海、阴陵泉、内庭；热毒内陷者，配十宣或十二井穴。

（4）操作：毫针刺，用泻法。大椎、委中、十宣、十二井诸穴均可用三棱针点刺出血，皮损局部阿是穴用三棱针散刺出血。

（5）方义：阳气过多则为热，热甚则为火，火盛则为毒，故清火毒必当泻阳气。阳明经为多气多血之经，在三阳经中阳气最盛，故本病当取阳明经穴为主。大椎为督脉与诸阳经交会穴，曲池、合谷为手阳明经穴，三穴同用可泻阳气而清火毒。委中又名“血郄”，凡血分热毒壅盛之急症，用之最宜。本病病在血分，诸经穴及皮损局部点刺或散刺出血可直接清泻血分热毒，使热毒出泻则丹毒自消，有“菀陈则除之”之义。

（二）其他治疗

1.刺络拔罐　选取皮损局部阿是穴，用三棱针散刺或用皮肤针叩刺出血，刺后拔罐。

2.耳针　选取肾上腺、神门、耳尖、耳背静脉、皮损对应部位，毫针刺，中度刺激，其中耳尖、耳背静脉点刺出血。

三、按语

（1）针灸治疗本病有效，但一般应配合内服或外用中药以提高疗效，缩短病程。

（2）本病应与接触性皮炎、类丹毒相鉴别。接触性皮炎有过敏物接触史，皮损以红肿、水疱、丘疹为主，伴瘙痒，多无疼痛，且无明显的全身症状。类丹毒相则多发于手部，有猪骨或鱼虾之刺划破皮肤史，红斑范围小，症状轻，无明显症状。

（3）病情严重者，须及时应用抗生素控制感染，并给予相应支持疗法。

第八节　蛇　丹

蛇丹是以突发单侧簇集状水疱，呈带状分布，并伴有烧灼刺痛为主症的病证，又称“蛇串疮”、“蛇窠疮”、“蜘蛛疮”、“火带疮”、“缠腰火丹”等。本病多因情志内伤，或因饮食失节而致肝胆火盛，脾经湿热内蕴，复又外感火热时邪，毒热交阻经络，凝结于肌肤、脉络而成。

西医学的带状疱疹属于本病范畴。

一、辨证

本病以皮肤呈带状分布的灼热刺痛，皮色发红，继则出现簇集性粟粒大小丘状疱疹为主要症状。根据临床表现可分为肝胆火毒和脾胃湿热两型。疱疹消失后遗留疼痛者，证属余邪留滞，血络不通。

1.肝胆火毒　疱疹色鲜红，灼热疼痛，疱壁紧张，口苦，心烦，易怒，脉弦数。

2.脾胃湿热　疱疹色淡红，起黄白水疱，疱壁易于穿破，渗水糜烂，身重腹胀，苔黄腻，脉滑数。

二、治疗

（一）针灸治疗

（1）治则：清热燥湿，解毒止痛。以局部阿是穴及相应夹脊穴为主。

（2）主穴：阿是穴、局部夹脊穴、合谷、曲池。

（3）配穴：肝胆火盛者，配太冲、支沟；脾胃湿热者，配血海、阴陵泉、三阴交。

（4）操作：毫针刺，用泻法。疱疹局部阿是穴用围针法，即疱疹带的头、尾各刺一针，两旁则根据疱疹带的大小选取1～3点，向疱疹带中央沿皮平刺。或用三棱针点刺疱疹及其周围，再拔罐，令每罐出血3～5mL。

（5）方义：局部阿是穴围针刺或点刺拔罐可引火毒外出。本病是由疱疹病毒侵害神经根所致，取相应的夹脊穴，直针毒邪所留之处，可泻火解毒、通络止痛，正符合《内经》所言“凡治病必先治其病所从生者也”；合谷、曲池合用疏导阳明经气，以清解邪毒。

（二）推拿治疗

（1）治则：清热利湿，通络止痛。以足厥阴、足太阴经穴位及皮损周围邻近部和（或）局部为主。

（2）取穴：大椎、肝俞、胆俞、期门、日月、章门、曲泉、阴陵泉、三阴交、太冲、皮损周围邻近部和（或）局部。

（3）手法：一指禅推法、点压法、按揉法、摩法、拿法、搓法、㨰法。

（4）操作：皮疹期，患者取坐位或俯卧位，于大椎、肝俞、胆俞、脾俞等穴以拇指或食、中叠指点压，再在期门、日月、章门等穴施以一指禅推法或按揉法，继在皮损四周3cm以外做㨰法、抹法或摩法。患者取仰卧位或侧卧位，于曲泉、阴陵泉、三阴交和太冲等穴用拇指或屈示指关节点压，并在足厥阴经、足太阴经和足少阴经膝下部位施以四指推法、拿法或搓法，手法宜较重。后遗疼痛期，于膈俞、肝俞、膻中、气海、血海和三阴交等穴点压或揉拨，在局部和邻近部位施以揉法、摩法、扫散法或振荡法。疱疹出现在三叉神经第一支分布区域者，加拿风池，点压或揉拨迎香、合谷、中渚、内庭；疱疹出现于颈神经分布区域者，加拿风池，点压或揉按率谷、翳风、阳溪、阳池、阳谷、昆仑或抹桥弓；疱疹出现于肋间神经分布区域或腰骶部者，加点压或揉按支沟、间使、阳陵泉、委中、飞扬、悬钟；伴有发热者，加点压或揉按曲池、合谷，拿肩井、五经；伴食欲不振、苔腻者，加点压或揉按胃俞、意舍、中脘、足三里；伴有头痛者，加揉按百会、四神聪，拿风池，抹额部和太阳部。

（三）其他治疗

1.皮肤针　疱疹后遗的神经痛可在局部用皮肤针叩刺后，加艾条灸。

2.耳针　选胰、胆、肾上腺、神门、肝。毫针刺，强刺激，捻转3～5min，每次留针30～60mln，每日1次。

3.穴位注射　选肝俞、足三里、相应夹脊穴。用维生素B_1和B_{12}注射液，每次每穴注射0.5mL，每日或隔日1次。

4.激光照射　选阿是穴，用氦一氖激光治疗仪局部照射，每次20～30min，每日1次。

三、按语

（1）针灸推拿治疗带状疱疹效果很好。早期应用针灸治疗能减少神经痛的后遗症状，若遗留有神经痛针灸有较好的止痛效果。少数病例合并化脓感染须外科处理。

(2)本病应注意与单纯性疱疹相鉴别,单纯性疱疹好发于皮肤黏膜交界处,多出现于发热性疾病过程中,且有反复发作史。

(3)治疗时若配合中药内服外敷效果更好。其间应忌食辛辣、油腻、鱼虾等发物。

(4)疱疹期禁止在皮损部施用任何手法。

第九节 疔 疮

疔疮是以病初即有粟粒样小脓头,发病迅速,根深坚硬如钉为主症的好发于颜面部和手足部的外科疾患。本病多因肌肤不洁,邪毒乘隙侵袭,邪热蕴结肌肤;或因恣食膏粱厚味和酗酒等,以致脏腑蕴热,毒从内发。若毒热内盛则流窜经络,内攻脏腑则属危候。

西医学的颜面部疖、痈,急性甲沟炎,脓性指头炎,急性淋巴管炎等由金黄色葡萄球菌感染所致的急性化脓性炎症属于本病范畴。

一、辨证

本病以毛囊口脓疮隆起,呈圆锥形的黄色或紫色炎性硬结,状如粟粒为主要症状。

1.火毒流窜经络　四肢部疔疮,患处有红丝上窜者,名"红丝疔"。

2.疔疮走黄　疔疮内攻脏腑之危候,兼见壮热烦躁,眩晕呕吐,神昏谵语。

二、治疗

(一)针灸治疗

(1)治则:清热解毒,行气活血。以督脉穴位为主。

(2)主穴:身柱、灵台、合谷、委中。

(3)配穴:根据患部所属的经脉循经取穴。如发于面部者,属手阳明经,配商阳、内庭;属少阳经者,配关冲、足临泣;属太阳经者,配少泽、足通谷。发于手者,可配足部同名经腧穴;发于足者,配手部同名经腧穴。如系红丝疔,可沿红丝从终点依次点刺到起点,以泻其恶血。疔疮走黄伴高热者,可点刺十宣或十二井穴出血或针刺水沟;伴神昏者配水沟、关冲、内关。

(4)操作:毫针刺,用泻法。或三棱针点刺出血。

(5)方义:督脉总督诸阳,灵台为治疗疔疮经验穴,配合身柱有疏泄阳热火毒之功。合谷为手阳明经原穴,阳明经多气多血,在三阳经中阳气最盛,故泻之可清阳热祛火毒,对面部疔疮更为适宜。疔疮为火毒蕴结血分之急症,委中又名"血郄",刺血可清泻血热。

(二)其他治疗

1.挑刺　寻找背部脊柱两旁丘疹样突起,用三棱针挑刺,每日1次。或取心俞、脾俞等。

2.耳针　选神门、肾上腺、皮质下、相应部位穴位,每次取2~3穴,毫针刺,中度刺激,留针30~60min,每日1次。

3.隔蒜灸　选阿是穴,将蒜片置于疖肿上,艾炷置于蒜片上点燃灸之,每一疖灸3~10壮,每日1次,10次为1疗程。轻者灸3~4次可痊愈,为防止复发应灸完1个疗程,重者一般需2个疗程。

三、按语

(1)针灸治疗疔疮有一定的疗效。

(2)疔疮初起,切忌挤压、挑刺,不宜在病变部位拔罐和针刺;红肿发硬时忌手术切开,以免感染扩散;如已成脓,应转外科处理。

(3)疔疮走黄,症情凶险,应采取综合治疗。

(4)治疗期间应忌食鱼、虾及辛辣厚味,多食新鲜蔬菜。

第十节 痄腮

痄腮是指因感受风温邪毒而引起的,以发热、耳下腮部漫肿疼痛为主要临床表现的急性传染病。本病又称“蛤蟆瘟”、“大头瘟”等,全年均可发生,而以冬春季较多见,5～10岁儿童发病率较高。本病多因外感风温邪毒,壅阻少阳经脉,郁而不散,结聚于腮部而致。

本病相当于现代医学的流行性腮腺炎。

一、临床表现

1.温毒袭表　发热恶寒,一侧或两侧腮部漫肿疼痛,压之有弹性感,舌尖红,苔薄黄,脉浮数。

2.热毒蕴结　壮热,头痛,口渴多饮,烦躁,腮部肿胀,疼痛拒按,舌红,苔黄,脉滑数。

3.邪郁肝经　腮部肿痛,发热,男性睾丸肿胀疼痛,女性小腹痛,舌红,苔黄,脉弦数。

4.毒陷心包　腮部肿胀,高热,头痛,呕吐,神昏,项强,甚则惊厥、抽搐,舌红,苔黄,脉洪数。

二、治疗

(一)针灸治疗

(1)选穴:翳风、颊车、外关、合谷、关冲、足窍阴。

(2)加减:温毒在表配风池、少商;热毒蕴结配商阳、曲池;头痛配风池、太阳;睾丸肿痛配太冲、曲泉;神昏惊厥配水沟、十宣;邪郁肝经配大敦、足临泣;高热者加大椎;睾丸肿痛者加蠡沟;毒陷心肝配劳宫、百会、水沟、行间、十宣。

(3)操作:毫针刺,每日1次,每次留针20～30min。6次为1疗程。

(二)其他疗法

1.灯火灸

(1)选穴:角孙、翳风。

(2)操作:用灯心草一根,蘸麻油点燃后,对准病侧角孙和翳风迅速点灸皮肤,一点即起,灸时听到一响声即可。

2.耳针

(1)选穴:耳尖、对屏尖、面颊、肾上腺。

(2)操作:耳尖以三棱针点刺出血,余穴毫针强刺激,每次留针15～30min,间歇运针,每日或隔日1次,左右交替。

三、按语

(1)本病属呼吸道传染病,故治疗期间应注意隔离,一般至腮部肿胀完全消失为止。

(2)如有严重并发症,应配合其他疗法。

第十一节　乳　痈

乳痈是以乳房红肿疼痛、乳汁排出不畅，以致结脓成痈为特征的急性化脓性病证。多发生于产后哺乳期妇女，尤以初产妇为多见，好发于产后2～4周。

西医学的急性化脓性乳腺炎属中医的乳痈范畴。

一、病因病机

多因恣食厚味，胃腑积热，或忧思恼怒，肝气不舒，或乳头小洁、皮肤破裂，毒热侵入，使毒热与积乳互凝而结肿成痈。

二、辨证

(1)主症：乳房红肿疼痛，舌红，苔黄，脉数。

(2)郁乳期：乳房肿胀而痛，乳汁排泄困难，寒热头痛，恶心烦渴。

(3)酿脓期：肿块增大，焮红疼痛，时时跳痛，寒热不退。

(4)溃脓期：脓肿形成，触之有波动感，局部红紫，经切开或自行溃后脓液大量流出。如排脓通畅，肿消痛减则将渐愈。

三、治疗

(一)针灸治疗

(1)治法：清解热毒，消肿散结。取足阳明、足厥阴经穴为主。

(2)处方：足三里、梁丘、期门、内关、肩井。

(3)配穴：胃热加内庭、胃俞；气郁加行间、太冲；乳汁壅胀加少泽、膻中；发热头痛加合谷、大椎、风池。

(4)方义：乳痈多为胃热、肝郁所致，足三里、梁丘可清降胃火消阳明的结滞；期门、内关能疏肝解郁，宽胸利气；肩井为治乳痈的经验穴，具有消肿散结之功。

(5)操作：毫针刺，用泻法。郁乳期可隔蒜灸。

(二)推拿治疗

(1)治法：行气活血，疏通乳络。用一指禅推、按、揉、搓、拿、摩等手法。适用于乳痈初起尚未成脓者。

(2)取穴及部位：乳根、中脘、天枢、气海、肝俞、脾俞、胃俞、风池、肩井、合谷、胸部、肩背部。

(3)操作：患者仰卧位，医者站于一侧。用拇指或中指按揉乳根、中脘、天枢、气海各2min；摩患乳周围部2min；以中脘、天枢为重点摩腹2min。患者俯卧位，一指禅推法在肝俞、脾俞、胃俞施术4min；继之施以按揉法，以酸胀为度。患者坐位，拿风池、肩井各3min；搓肩背部1min；按揉合谷1min。

(三)其他治疗

1.三棱针　在背部肩胛区寻找反应点(多为小米粒状的红色斑点，指压不退色)，用三棱针挑刺并挤压出血，或刺血后拔罐，隔日1次。

2.灸法　取阿是穴，用葱白或大蒜捣烂，平铺于患乳部，用艾条回旋灸15～20min，每日1次，直至肿消为止。

四、按语

(1)针灸推拿治疗乳痈初起未化脓者疗效较好,已成脓者应转外科治疗。

(2)配合局部热敷效果更好。

第十二节　肠　痈

肠痈是外科常见的急腹症,临床上以持续伴阵发性加剧的右下腹痛、肌紧张、反跳痛为特征。可发生于任何年龄,多见于青壮年。本病多因饮食不节,暴饮暴食,或过食油腻、生冷不洁之物,损伤肠胃,湿热内生蕴于肠间;或因饮食后急剧奔走,导致气滞血瘀,肠络受损;或因寒温不适、跌仆损伤、精神因素等,导致气滞、湿阻、热壅、瘀阻、积热不散。血腐肉败而成痈肿。

现代医学的急、慢性阑尾炎属于本病范畴。

一、辨证

本病以持续伴阵发性加剧的右下腹疼痛、肌紧张、反跳痛为主要症状。临床可分为轻症和重症。

1.轻症　初起上腹部或脐周作痛,阵发性钝痛,数小时后疼痛转移至右下腹部,逐渐加重,伴有恶寒发热,恶心呕吐,便秘,腹胀,溲赤,苔黄腻,脉洪数。

2.重症　痛处固定不移,痛势加剧,腹肌紧张拘急,拒按,局部可触及肿物,高热不退。

二、治疗

(一)针灸治疗

(1)治则:清热导滞,行气活血。以足阳明经穴位为主。

(2)主穴:天枢、上巨虚、阑尾、阿是穴。

(3)配穴:发热者,配曲池、大椎;呕吐者,配上脘、内关;便秘者,配腹结、天枢;腹胀者,配大肠俞、次髎。

(4)操作:毫针刺,用泻法。

(5)方义:本病病位在大肠,故取大肠募穴天枢、下合穴上巨虚(合治内腑)以通调肠腑,清泻肠腑积热。阑尾穴是治疗肠痈的经验效穴。针刺阿是穴可直达病所,畅通患部气血,消痈止痛。

(二)推拿治疗

(1)治则:行气活血,清热导滞。以足阳明经穴位为主。

(2)取穴:天枢、上巨虚、阑尾、大肠俞、三焦俞等。

(3)手法:一指禅推法、点压法、摩法、㨰法、擦法、点揉法等。

操作:患者取俯卧位,于大肠俞、三焦俞施以一指禅推法,然后在三焦俞与大肠俞之间施以㨰法,接着施以擦法,以透热为度。患者取仰卧位,在天枢穴施以指揉法,然后在压痛点(麦氏点)施以摩法。手法宜轻快柔和,特别是在运用摩法时动作要特别柔和,不可使用暴力,否则会加重病情。患者取坐位或仰卧位,于上巨虚、阑尾穴上施以点压法或揉法,手法应由轻至重,不可用暴力。发热者,可在曲池、合谷穴上施以点压法;腹胀者,可在气海穴施以点揉法;呕吐者,可在中脘、内关穴上施以点揉法;湿热证型者,可在阴陵泉、地机穴上施以一指禅推法。

(三)其他治疗

1.电针　选取右天枢、右阑尾穴,电针刺激,强度以患者能耐受为度,每次30～60min,每日2次。

2.耳针　选取阑尾、神门、新阑尾点(位于对耳轮耳腔缘，在臀与腰椎之间)，毫针刺，中强度刺激，每次留针 30～60min，每日 1～2 次。

三、按语

(1)针灸推拿治疗本病初期或一部分酿脓期患者效果较好，有即刻止痛的作用，但对于重症疗效较差，应采取综合疗法。足三里、上巨虚、阑尾、麦氏点局部针刺对控制疼痛和病情的发展有良好的作用。对于慢性阑尾炎右少腹经常疼痛者，除针刺外，应配合灸法治疗。

(2)本病初期疼痛多不明显，或无腹痛，或见左侧腹痛等，但不久即固定为右下腹痛。腹痛的性质和程度与本病餉发病类型有一定关系，单纯性阑尾炎多呈持续性钝痛或胀痛，化脓性或坏疽性阑尾炎呈阵发性剧痛或跳痛，阑尾梗阻则表现为阵发性绞痛。应与急性胃肠炎、急性肠系膜淋巴结炎和胃、十二指肠急性穿孔等病证相鉴别。

(3)对急性阑尾炎症状严重、已化脓有穿孔或坏死倾向者，宜及时转外科处理，采取综合疗法进行治疗。

(4)平素患者可经常自行摩腹，特别是右下腹疼痛处，既可预防、又可缓解因慢性阑尾炎而引发的粘连。

第十三节　痔　疮

痔疮是以肛肠部直肠下端黏膜下和肛管皮下的静脉扩大曲张形成的静脉团块为主症的慢性疾病，男女均可发病，以青壮年、经产妇多见。本病发生多因久坐、久站、负重远行、妊娠所致；或因饮食不节，嗜食辛辣厚味，燥热内生，肠胃受损而得；或因久泻、久痢、便秘，以致湿热内生，脉络郁阻，结壅肛肠而致。

西医学认为痔疮是直肠下端黏膜下和肛管皮下的静脉丛由于各种原因扩大曲张而形成的静脉团块。

一、辨证

本病以肛门部出现小肉状突出物，无症状或仅有异物感为主要症状。临床多根据病变部位不同分为内痔、外痔和混合痔。

1.内痔　初起痔核很小，质柔软，不痛，早期常因大便时摩擦出血，或出血如射，或点滴不已，血色鲜红或黯红，如反复发作，痔核增大，脱垂于肛门外，不能及时复位，可因感染引起局部剧痛、肿胀，嵌顿时可致糜烂、坏死。

2.外痔　于肛门外赘生皮瓣，逐渐增大，按之质较硬，一般无痛，也不出血，仅觉肛门部有异物感，如有感染时则肿胀、疼痛。

3.混合痔　直肠上、下静脉丛同时扩大，曲张延长，兼有内、外痔共同症状，痔核常突出于肛外，黏膜经常受到刺激，黏液分泌大量增加，使肛周潮湿不洁、瘙痒，形成肛周湿疹。

二、治疗

(一)针灸治疗

(1)治则：清热利湿，化瘀止血。以足太阳经穴位为主。

(2)主穴：承山、次髎、二白、长强、会阳。

(3)配穴：便秘者，配支沟、天枢；气虚下陷者，灸神阙、百会；肛周肿痛者，配秩边、飞扬。

(4)操作:毫针刺,用泻法。气虚下陷者宜用补法,可灸。

(5)方义:承山、会阳、次髎均为膀胱经穴,足太阳经别又自腨至胭,别入肛中,故取三穴用泻法,清泻肛肠湿热,疏导膀胱经气而消瘀滞;近取长强以加强其作用;二白为经验穴,善治内痔出血。

(二)其他治疗

1.耳针　选肛门、直肠、大肠、神门、脾、肾上腺。毫针刺,每次取 2～3 穴,中度刺激,每次留针 20～30min,每日 1 次,10 次为 1 疗程。

2.挑治　在大肠俞或第 7 胸椎两侧至骶尾间寻找痔点(紫红色或粉红色丘疹),以腰骶部接近督脉的痔点疗效较好。常规消毒,用粗钟将挑刺部位的表皮纵行挑破 0.2～0.3cm,然后再向深部挑,将皮下白色纤维样物挑断,7 天左右 1 次,连续 3～4 次。

三、按语

(1)针刺能迅速缓解痔疮肿痛发作症状。

(2)注意内痔和外痔的不同临床表现,内痔主要表现有出血、肛门脱出、痔疮黏液渗出、肛周瘙痒;外痔则是肛门外赘生皮瓣,逐渐增大,一般无痛,也不出血,仅觉肛门部有异物感。

(3)平素少食辛辣刺激性食物,保持大便通畅。

第四章　小儿常见疾病

第一节　便　秘

小儿便秘，临床可见大便干结，伴腹痛、腹胀等症。正常小儿基本每天1次或2天1次。若超过48h不排便，且粪便干燥难解，即称便秘：便秘的诊断主要取决于大便的性质，不能简单地视大便的次数。正常婴儿偶尔一日未解大便，不能叫做便秘。本病是小儿常见病之一。

一、病因病机

（1）乳母饮食不节，过食辛热厚味，喂养时未加注意，以致患儿肠胃积热，气滞不行，或于热病后耗伤津液，导致肠道燥热，津液失于输布而不能下润，于是大便秘结，难于排出。

（2）小儿先天不足，身体虚弱；或病后体虚，气血亏损。气虚大肠传送无力，血虚津少不能滋润大肠，以致大便排出困难。

二、辨证

主症：大便干结，数日不下。

实秘：面赤身热，口渴欲饮，小便短赤，纳食减少，腹部胀痛而硬，苔黄燥，指纹色紫。

虚秘：面色皖白无华，神疲气怯，哭声无力，大便努挣难下，舌淡苔薄，指纹色淡。

三、针灸治疗

1.基本治疗

治法：行气通便。取大肠俞募穴及足阳明胃经穴位为主。

处方：大肠俞、天枢、支沟、上巨虚。

配穴：实秘加合谷、曲池、中脘泄热通便；虚秘加脾俞、胃俞、足三里，益气生血。

方义：便秘的病位在大肠，主要是大肠的传导功能失常所致。大肠俞与天枢为俞募配穴，上巨虚为大肠的下合穴，三穴均为治大肠腑病的主要大穴，支沟直通三焦气机，是通便的有效穴位，四穴同用，为治疗便秘的基本处方。

操作：毫针浅刺。

2.其他治疗

耳针：直肠下段、大肠区、皮质下、交感、脾。每次取2～3穴，毫针中等刺激，留针20～30min，每隔5min捻转1次，每日或隔日1次，10次为1疗程。

四、推拿治疗

（一）实秘

1.治法　行气泄热通便。

2.取穴及手法　清脾经、清胃经、清肺经、清大肠、退六腑、摩腹、揉龟尾、推下七节骨、揉膊阳池。

3.操作

(1)清脾经:医生以左手示指置于患儿之左拇指掌侧,以拇指置于其拇指末节背侧。以右手食、中二指夹持固定其腕部,以拇指罗纹面或其桡侧面自拇指根向拇指尖推200～300次。

(2)清胃经:医生以左手握持患儿之左手,拇、食二指夹持固定其左拇指及其掌指关节,以右手拇指指腹或桡侧面,自掌根推向拇指根300～500次。

(3)清肺经:医生以左手拇、食二指夹持固定患儿左手环指,使其指尖朝上,掌心朝外,以右手拇指罗纹面自环指尖向环指第2指间关节横纹推100～200次。

(4)清大肠:医生以左手托住患儿之左手,使其手掌侧置,右手食、中二指夹住其拇指,以拇指桡侧面,由虎口直推至示指尖200～300次。

(5)退六腑:医生以左手持患儿之左手,示指在上伸直,抚患儿前臂,再以右手食、中二指自肘尖推至大横纹尺侧头之阴池100～150次。

(6)摩腹:患儿仰卧,医生以全掌或食、中、环三指指腹,在上腹部顺时针方向摩3～5min。

(7)分腹阴阳:患儿仰卧,医生用两拇指指腹自剑突沿肋弓向两旁分推50～100次。

(8)揉龟尾:患儿俯卧,医生用拇指或中指端按揉龟尾穴50～100次。

(9)推下七节骨:患儿俯卧,医生以拇指或食、中二指指腹自第2腰椎棘突向尾骨尖推100～200次。

(10)揉膊阳池:医生用左手托住患儿之左手,使其掌心向下,以右手拇指或中指端揉膊阳池100～150次。

(二)虚秘

1.治法　益气滋阴通便。

2.取穴及手法　补脾经、推三关、补肺经、补肾经、清大肠、揉二马、捏脊、揉膊阳池、揉足三里、推下七节骨。

3.操作

(1)补脾经:医生以左手示指置于患儿之左拇指掌侧,以拇指置于其拇指末节背侧,使其拇指微屈。以右手食、中二指夹持固定患儿之腕部,用拇指罗纹面或其桡侧面自拇指尖向拇指根部推200～300次。

(2)补肺经:医生以左手拇、食二指夹持固定患儿左手环指,使其指尖朝外,掌心朝上,用右手食、中二指夹持固定患儿之腕部,以拇指桡侧面自环指尖推向其第2指间关节横纹100～200次。

(3)补肾经:医生用左手握患儿之左手,使其掌心朝上,以右手拇指端,从阴池穴推至小指尖100～200次。

(4)清大肠:医生以左手托住患儿之左手,使其手掌侧置,右手食、中二指夹持住其拇指,以拇指桡侧面由虎口直推至示指尖100～200次。

(5)推三关:患儿左手臂伸直,掌心向内,医生以左手握住患儿腕关节尺侧,示指在下伸直,托住患儿前臂,右手食、中二指并拢或用拇指桡侧自大横纹桡侧阳池直推至曲池穴100～200次。

(6)揉二马:医生以左手握住患儿之左手,使其掌心向下,以右手拇指或中指端揉二马穴100～150次。

(7)捏脊:患儿俯卧,充分暴露脊背,医生以拇指指面与食、中二指指面相对用力,由尾部向颈部轻轻提捏脊部皮肤,提捏3～5遍。

(8)揉膊阳池:医生用左手托住患儿之左手,使其掌心向下,以右手拇指或中指端揉膊阳池穴100～150次。

(9)揉足三里:患儿仰卧,医生以右手拇指揉足三里穴 1～2min

(10)推下七节骨:患儿俯卧,医生以拇指或食、中二指指腹自第 2 腰椎棘突向尾骨尖推 100～200 次。

第二节　腹　痛

小儿腹痛,属于中医学"胁痛"、"胃痛"、"腹痛"等病的范畴。腹痛是临床上小儿常见的一个症状,可见于多种疾病中。由于腹腔中有很多重要脏器和经脉,因此腹痛病因非常复杂,凡脏腑、经脉的病变均可引起腹痛,本节所述腹痛主要为腹部受寒,或由于乳食停滞,或由于虫积腹中引起的腹痛,而不包括外科急腹症之腹痛,治疗时需特别注意,以防贻误病情。

一、病因病机

1.感受外邪　由于护理不当,或气候突然变化,小儿腹部为风寒冷气所侵。寒凝不散,搏结肠间,以致气机阻滞,不通则痛。

2.乳食积滞　由于乳食不节,暴饮暴食,或恣食生冷食物,停滞中焦,气机受阻,而致腹痛。

3.虫积　感染蛔虫,扰动肠中,或窜行胆管,或虫多而扭结成团,阻滞气机而致气滞作痛。

4.脾胃虚寒　由于平素脾胃虚弱,或久病脾虚,致脾阳不振,运化失司,寒湿滞留,气血不足以温养而致腹痛。

二、辨证

主症:腹痛时作,哭叫不安。

寒痛:腹痛急暴,常在受凉或饮食生冷后发生,遇冷更剧,得热痛减,面色青白,或兼大便清稀,舌淡苔白滑,指纹色红。

伤食痛:腹部胀满疼痛、拒按,厌食,嗳腐吞酸,恶心呕吐,矢气频作,腹泻或便秘,苔厚腻,脉滑。

虫痛:腹痛突然发作,脐周痛甚,时发时止,有时可在腹部摸到蠕动之块状物,时隐时现,有便虫病史,形体消瘦,食欲不佳,或嗜食异物;如蛔虫窜行胆管则痛如钻顶,时发时止,伴见呕吐。

虚寒腹痛:腹痛隐隐,喜温喜按,面色萎黄,形体消瘦,食欲不振,易发腹泻,舌淡苔薄,指纹色淡。

三、针灸治疗

1.基本治疗

治法:健脾和胃,行气止痛。取脾胃俞募穴及足阳明胃经穴位为主。

处方:足三里、合谷、中脘。

配穴:寒痛加内关,灸神阙;伤食痛加内庭;虫痛加阳陵泉、胆囊穴;虚寒痛加脾俞、胃俞、肾俞。

方义:婴幼儿腹痛的病位主要在脾胃,主要是脾胃的运化功能失常所致。足三里、中脘温中理气,健运脾胃,合谷为大肠的原穴,三穴均为调理脾胃的重要穴位,三穴同用,为治疗婴幼儿腹痛的基本处方。

操作:毫针浅刺。

2.其他治疗

耳针:取大肠、小肠、胃、脾、神门、交感。每次取 2～3 穴,毫针中等刺激,留针 20～30min,每隔 5min 捻转 1 次,每日或隔日 1 次,10 次为 1 疗程;或耳部贴压王不留行籽。

四、推拿治疗

(一)寒痛

1.治法　温中散寒,理气止痛。

2.取穴及手法　补脾经、天门入虎口、揉外劳宫、推三关、摩揉肚脐、掐揉一窝风、拿肚角。

3.操作

(1)补脾经:医生以左手示指置于患儿之左拇指掌侧,以拇指置于其拇指末节背侧,使其拇指微屈。以右手食、中二指夹持固定患儿之腕部,用拇指罗纹面或其桡侧面自拇指尖向拇指根部推200～300次。

(2)天门入虎口法:医生以左手拇、中二指拿患儿拇指,示指托患儿指根,右手食、中二指兜持患儿食、中、环、小四指根部,使手指向上,掌心向外,以右手拇指桡侧面,自患儿之拇指尖沿尺侧缘赤白肉际侧推入虎口20～30次。然后,揉板门穴30～50次。

(3)揉外劳宫:术者一手持患儿四指令掌背向上,另一手中指端揉穴处,揉100～300次。

(4)推三关:患儿左手臂伸直,掌心向内,医生以左手握住患儿腕关节尺侧,示指在下伸直,托住患儿前臂,右手食、中二指并拢或用拇指桡侧自大横纹桡侧阳池直推至曲池穴100～200次。

(5)摩揉肚脐:患儿仰卧,医生以掌心或食、中、环三指指面,摩肚脐3～5min,继以掌根或食、中、环三指指面顺时针揉肚脐100～200次。

(6)掐揉一窝风:医生一手托患儿手掌,使其掌背向上,以另一手拇指甲掐一窝风穴3～5次。以拇指或示指端揉一窝风穴50～100次。

(7)拿肚角:患儿仰卧,医生以拇、食、中三指,向肚角深处拿3～5次。

(二)伤食痛

1.治则　消食导滞,和中止痛。

2.取穴及手法　清补脾经、清大肠、揉板门、掐揉一窝风、运内八卦、揉中脘、分阴阳、按弦走搓摩、分腹阴阳、拿肚角、天门入虎口法、推下七节骨。

3.操作

(1)清补脾经:医生以左手示指置于患儿左手拇指掌侧,拇指置于其背侧,以右手食、中二指夹持固定其腕部,以拇指自患儿拇指尖至拇指根来回直推200～300次。

(2)清大肠:术者一手持患儿示指以固定,以另一手拇指指端由患儿虎口推向示指尖100～500次。

(3)揉板门:医生以左手持患儿左手,使其掌心朝上,医生用右手拇指端揉板门穴200～300次。

(4)掐揉一窝风:医生一手托患儿手掌,使其掌背向上,以另手拇指甲掐一窝风穴3～5次,以拇指或食端揉一窝风穴50～100次。

(5)运内八卦:术者一手持患儿四指以固定,掌心向上,拇指按定离宫,另一手示指、中指夹持患儿拇指,拇指自乾宫运至兑宫,运100～500次。

(6)揉中脘:患儿仰卧,医生以拇指或中指端揉中脘穴2～3min。

(7)分阴阳:医生以两手示指按于患儿掌根之两侧,中指托患儿手背,环、小指固定其四指,用双拇指由总筋穴分别向两侧分推50～100次。

(8)分腹阴阳:患儿仰卧。医生以两拇指腹自剑突部沿肋弓向两侧分推50～100次。

(9)按弦走搓摩法:患儿两上肢抬起,医生两手五指并拢,由上而下自患儿两胁来回搓摩至肚角处,手掌要贴紧皮肤,如按弦状,搓摩50～100次。

(10)拿肚角:患儿仰卧,医生以拇、食、中三指,向肚角深处拿3～5次。

(11)天门入虎口法:医生以左手拇、中二指拿患儿拇指,示指托患儿指根,右手食、中二指兜持患儿食、中、环、小四指根部,使手指向上,掌心向外。以右手拇指桡侧面,自患儿之拇指尖沿尺侧缘赤白肉际侧推入虎口 20～30 次;然后,揉板门穴 30～50 次。

(12)推下七节骨:患儿俯卧,医生以拇指桡侧或食、中二指指腹、自第 4 腰椎棘突向尾骨尖推 50～100 次。

(三)虫痛

1.治法　温中行气,安蛔止痛。

2.取穴及手法　掐揉一窝风、揉外劳宫、推三关、摩腹、揉脐。

3.操作

(1)掐揉一窝风:医生一手托患儿手掌,使其掌背向上,以另一手拇指甲掐一窝风穴 3～5 次,以拇指或食端揉一窝风穴 50～100 次。

(2)揉外劳宫:医生一手托住患儿之手,使其掌心向下。以另一手拇指或中指端揉外劳宫穴 200～300 次。

(3)推三关:患儿左手臂伸直,掌心向内,医生以左手握住患儿腕关节尺侧,示指在下伸直,托住患儿前臂,右手食、中二指并拢或以拇指桡侧自大横纹桡侧阳池直推至曲池穴 200～300 次。

(4)摩腹:患儿仰卧,医生以全掌或食、中、环三指指面,以顺时针方向摩上腹部 3～5min。

(5)揉脐:患而仰卧,医生以掌根或食、中、环三指指面顺时针揉肚脐 100～200 次。

(四)虚寒腹痛

1.治法　温补脾肾,益气止痛。

2.取穴及手法　补脾经、补肾经、推三关、揉外劳宫、揉中脘、揉脐、按揉足三里、拿肚角。

3.操作

(1)推三关:患儿左手臂伸直,掌心向内,医生以左手握住患儿腕关节尺侧,示指在下伸直,托住患儿前臂,右手食、中二指并拢或以拇指桡侧自大横纹桡侧阳池直推至曲池穴 200～300 次。

(2)揉外劳宫:医生一手托住患儿之手,使其掌心向下,以另一手拇指或中指端揉外劳宫穴 200～300 次。

(3)揉中脘:患儿仰卧,医生以拇指或中指端揉中脘穴 2～3min。

(4)揉脐:患儿仰卧,医生以掌根或食、中、环三指指面顺时针揉肚脐 100～200 次。

(5)揉足三里:患儿仰卧,医生以拇指揉足三里穴 2～3min。

(6)拿肚角:患儿仰卧,医生以拇、食、中三指,向肚角深处拿 3～5 次。

第三节　疳　积

疳积俗称"奶痨",是疳证与积滞的总称。积滞是指小儿伤于乳食,停聚不化,气滞不行,损伤脾胃所形成的一种慢性消化功能紊乱的综合征。疳证是积滞的进一步发展,积久不化则转化为疳证,往往是积滞的进一步发展,所以有"无积不成疳"之说。

积和疳不仅有因果关系,而且在临床上有轻重之别,二者关系密切,难以分开,故统称为疳积。疳积与西医学的"小儿营养不良"相类似。

一、病因病机

1.乳食不节,伤及脾胃　脾主运化,胃主受纳,小儿乳食不节,过食肥甘生冷,伤及脾胃,脾胃失司,受纳运化失职,升降不调,乃成积滞。积滞日久,脾胃更伤,转化为疳。

2.脾胃虚弱　小儿脏腑娇嫩、脾胃薄弱,饮食稍有不当或其他原因,乳食难于腐熟,而使乳食停积,阻碍气机,时日渐久,致使营养失调,患儿羸瘦,气血虚衰,发育障碍。

乳食积滞与脾胃虚弱互为因果,积滞可伤及脾胃,脾胃虚弱又能产生积滞,故临床上多互相兼夹为患。此外感染虫症和某些慢性疾病也常为本病的原因。

二、辨证

主症:形体消瘦,体重不增,精神不振,夜眠不安。

积滞伤脾:腹部胀满,纳食不香,大便不调,常有恶臭,舌苔厚腻。

气血亏虚:面色萎黄或㿠白,毛发枯黄稀疏,骨瘦如柴,精神萎靡或烦躁,哭声低微,四肢不温,发育障碍,腹部凹陷,大便溏泄,舌淡苔薄,指纹色淡。

三、针灸治疗

1.基本治疗

治法:和脾、健运、补益。取足阳明胃经和经验穴为主。

处方:中脘、足三里、公孙、四缝

配穴:积滞伤脾加下脘、璇玑、腹结;气血亏虚加脾俞、胃俞、章门、关元;感染虫疾,加百虫窝、天枢。

方义:中脘为胃之募穴,足三里为胃之合穴,公孙为脾经络穴,四缝为治疳积之要穴,四穴相配以消积导滞、健脾益中;下脘、璇玑行气导滞而清宿食,腹结除脘腹膨胀;胃俞、脾俞、章门、关元以健脾益气;百虫窝为驱虫之验穴,配天枢疏通大肠积滞。

操作:婴幼儿可单刺不留针。隔日 1 次,5 次为 1 疗程。四缝穴用三棱针刺 0.5～1 分。出针后挤出黄色液体,用消毒干棉球拭干,隔日 1 次。

2.其他治疗

(1)皮肤针:叩刺华佗夹脊穴(自第 7 胸椎～第 5 腰椎),足太阳膀胱经背部双侧第 1 侧线。点刺脾俞、胃俞、三焦俞、气海俞、足三里、四缝穴。轻刺激,每次叩刺 10～20min,隔日 1 次,10 次为 1 疗程。

(2)穴位埋线:在长强穴上 2 寸皮肤处用丝线缝合 1 针,打结后敷上消毒纱布。

(3)穴位敷贴:用双侧内关、神阙。选用桃仁、杏仁、山栀等分研末,加冰片、樟脑少许,研末拌匀备用。取药末 15～20g,用鸡蛋清调匀涂于穴位上,24h 除去。

四、推拿治疗

(一)积滞伤脾

1.治法　消积导滞,调理脾胃。

2.取穴及手法　补脾经、揉板门、运内八卦、揉中脘、捏脊、按弦走搓摩、分腹阴阳、揉天枢、按揉足三里,兼有食积加清胃经。

3.操作

(1)补脾经:术者以左手将患儿拇指屈曲,以右手拇指端循患儿拇指指尖桡侧缘向指根方向直推 100～500 次。

(2)揉板门:医生以左手持患儿之左手,使其掌心朝上,以右手拇指或示指端按揉板门穴 200～300 次。

(3)运内八卦:医生以左手握患儿左手四指,使其掌心向上,并用拇指压在患儿离宫穴上,右手食、中二指夹住患儿拇指,然后以右拇指端自乾宫向坎宫运至兑宫为一遍,运100～150遍。

(4)揉中脘:患儿仰卧,医生以食、中、环三指指腹在中脘穴揉100～300次。

(5)捏脊:患儿俯卧,充分暴露脊背,医生以拇指指面与食、中二指指面相对用力,由尾部向颈部轻轻提捏脊背皮肤,提捏3～5遍。

(6)按弦走搓摩:患儿两上肢抬起,医生两手五指并拢,由上向下自患儿两胁来回搓摩至肚角处。手掌要贴紧皮肤如按弦状,搓摩50～100次。

(7)分腹阴阳:患儿仰卧,医生以两拇指指腹,自剑突下沿肋弓向两旁分推50～100次。

(8)揉天枢:患儿仰卧,医生以拇示指指腹揉天枢穴50～100次。

(9)按揉足三里:患儿仰卧,医生以拇指按揉足三里穴2～3min。

(10)清胃经:医生以左手握持患儿之左手,拇、食二指夹持固定其左拇指及其掌指关节,以右手拇指指腹或桡侧面,自掌根推向拇指根200～300次。

(二)气血亏虚

1.治法　温中健脾,补益气血。

2.取穴及手法　补脾经、补肾经、推三关、揉外劳宫、运内八卦、掐揉四横纹、揉中脘、分腹阴阳、按揉足三里、捏脊。

3.操作

(1)补脾经:术者以左手将患儿拇指屈曲,以右手拇指端循患二拇指指尖桡侧缘向指根方向直推100～500次。

(2)补肾经:医生以左手握患儿之左手,使其掌心朝上,以右手拇指指端,从阴池穴推至小指尖300～500次。

(3)推三关:患儿左手臂伸直,掌心向内,医生以左手握住患儿腕关节尺侧,示指在下伸直,托住患儿前臂,右手食、中二指并拢或用拇指桡侧自大横纹桡侧阳池直推至曲池穴100～200次。

(4)揉外劳宫:术者一手持患儿四指,令掌背向上,另一手中指端揉穴处,揉100～300次。

(5)运内八卦:医生以左手握患儿左手四指,使其掌心向上,并用拇指压在其离宫上,以右手食、中二指夹住患儿拇指,然后以右拇指端自乾宫至坎宫,运100～200次。

(6)掐揉四横纹:医生以左手握患儿之左手掌,使其掌心向上,手指略背伸,以右手拇指甲自示指至小指依次掐揉,掐3～5次。

(7)揉中脘:患儿仰卧,医生以食、中、环三指指腹在中脘穴揉100～300次。

(8)分腹阴阳:患儿仰卧,医生以两拇指指腹自剑突下沿肋弓向两旁分推50～100次。

(9)揉足三里:患儿仰卧,医生以拇指按揉足三里穴2～3min。

(10)捏脊:患儿俯卧,充分暴露脊背,医生以拇指指面与食、中二指指面相对用力,由尾部向颈部轻轻提捏脊背皮肤,提捏3～5遍。

第四节　呕　吐

呕吐是小儿较为常见的症状,可见于多种疾病中。临床以有物有声为呕,有物无声为吐,由于呕与吐往往同时并作,故统称为呕吐。小儿脾胃薄弱,功能尚未健全,感受风、寒、暑、湿等病邪,常可侵扰脾胃，使胃失和降，胃气上逆而致呕吐。平时饮食过多等原因亦可损伤脾胃，影、响消化而致呕吐。此外平素身体虚弱，脾胃功能低下，不能正常运化，如喂养不当，也可引起呕吐、另外，尚有小儿乳后有少量乳汁倒流口腔，从口角溢出者，称为溢乳，不属于病态。

一、病因病机

1.伤于乳食　由于乳食过饱，乳汁过浓，或过食肥腻以及胃不受纳，脾失运化，积滞中脘，气机上逆而成。

2.受寒　脾胃素虚，过食生冷瓜果或寒薄的乳汁，或过服苦寒攻伐之药，或风邪客于胃肠所引起。

3.蕴热　因过食辛辣，或因外感温热时邪，热毒蕴积于脾胃，邪气上逆而成。

二、辨证

主症：食后呕吐，时作时止。

寒吐：饮食稍多即吐，吐物多为清稀痰水或不消化食物，酸臭不甚，面色苍白，四肢欠温，腹痛喜暖，大便溏薄，舌淡苔薄白，指纹色红。

热吐：食入即吐，呕吐物酸臭，身热口渴，烦躁不安，大便臭秽或秘结，小便黄赤，苔腻，脉滑实，指纹色紫。

伤食吐：不发热或仅微热，恶心，不思乳食，呕出物酸臭，呕吐频作，口气臭秽，胸闷厌食，肚腹胀痛，大便酸臭，或溏或秘，舌苔厚腻。

三、针灸治疗

1.基本治疗

治法：和中降逆。取胃之俞募穴及八脉交会穴为主。

处方：中脘、内关、足三里、公孙。

配穴：属热者加合谷、曲池、内庭，属寒者加脾俞、章门、神阙(仅灸不针)。

方义：中脘为胃之募穴，足三里为胃的合穴，而内关、公孙又属于八脉交会穴，合于胸、心、胃，四穴合用能和中降逆，为治疗小儿呕吐的基本处方。

操作：毫针浅刺，属寒者多灸。2.其他治疗(1)激光：用3～7MW的氦一氖激光针，在中脘、内关、足三里等穴照射3～5min，每日1～3次。

(2)耳针：取脾、胃、神门，毫针刺，中强刺激，每日1～3次。

四、推拿治疗

(一)寒吐

1.治法　温中降逆。

2.取穴及手法　补脾经、横纹推向板门、揉外劳宫、推三关、推天柱骨、揉右端正、揉中脘。

3.操作

(1)补脾经：医生以左手示指置于患儿之左拇指掌侧，以拇指置于其拇指末节背侧，使其拇指微屈。以右手食、中二指夹持固定患儿之腕部，用拇指罗纹面或其桡侧面自拇指尖向拇指根部推200～300次。

(2)横纹推向板门：术者以一手持患儿手以固定，另一手拇指端用推法自腕横纹推向指根，推100～300次，称板门推向横纹；反向推100～300次。

(3)揉外劳宫：术者一手持患儿四指令掌背向上，另一手中指端揉穴处，揉100～300次。

(4)推三关：患儿左手臂伸直，掌心向内，医生以左手握住患儿腕关节尺侧，示指在下伸直，托住患儿前臂，右手食、中二指并拢或用拇指桡侧自大横纹桡侧阳池直推至曲池穴100～200次。

(5)推天柱骨:术者用拇指或示指、中指指面自上向下直推,推100～300次。

(6)揉右端正:术者一手握持儿手,另一手用拇指罗纹面揉打端正50次。

(7)揉中脘:患儿仰卧,医生以拇指或中指端揉中脘穴2～3min。

(二)热吐

1.治法　清热和胃,降逆止呕。

2.取穴及手法　清脾经、清胃经、清大肠、退六腑、顺运内八卦、横纹推向板门、推天柱、推下七节骨。

3.操作

(1)清脾经:医生以左手示指置于患儿之左拇指掌侧,以拇指置于其拇指末节背侧。以右手食、中二指夹持固定其腕部,以拇指罗纹面或其桡侧面自拇指根向拇指尖推200～300次。

(2)清胃经:医生以左手握持患儿之左手,拇、食二指夹持固定其左拇指及其掌指关节,以右手拇指指腹或桡侧面,自掌根推向拇指根300～500次。

(3)清大肠:医生以左手托住患儿之左手,使其手掌侧置,右手食、中二指夹住其拇指,以拇指桡侧面,由虎口直推至示指尖200～300次。

(4)退六腑:医生以左手持患儿之左手,示指在上伸直,抚患儿前臂,再以右手食、中二指自肘尖推至大横纹尺侧头之阴池100～150次。

(5)顺运内八卦:术者一手持患儿四指以固定,掌心向上,拇指按定离宫,另一手示指、中指夹持患儿拇指,拇指自乾宫运至兑宫,运100～500次。

(6)横纹推向板门:术者以一手持患儿手以固定,另一手拇指端用推法自腕横纹推向指根,推100～300次,称板门推向横纹;反向推100～300次。

(7)推天柱骨:术者用拇指或示指、中指指面自上向下直推,推100～300次。

(8)推下七节骨:患儿俯卧,医生以拇指或食、中二指指腹自第2腰椎棘突向尾骨尖推100～200次。

(三)伤食吐

1.治法　消食导滞,和中降逆。

2.取穴及手法　补脾经、清大肠、清胃经、揉板门、横纹推向板门、顺运内八卦、揉中脘、摩揉肚脐、分腹阴阳、按揉足三里。

3.操作

(1)补脾经:医生以左手示指置于患儿之左拇指掌侧,以拇指置于其拇指末节背侧,使其拇指微屈。以右手食、中二指夹持固定患儿之腕部,用拇指罗纹面或其桡侧面自拇指尖向拇指根部推200～300次。

(2)清胃经:医生以左手握持患儿之左手,拇、食二指夹持固定其左拇指及其掌指关节,以右手拇指指腹或桡侧面,自掌根推向拇指根300～500次。

(3)清大肠:医生以左手托住患儿之左手,使其手掌侧置,右手食、中二指夹住其示指,以拇指桡侧面,由虎口直推至示指尖200～300次。

(4)揉板门:术者以一手持患儿手以固定,另一手拇指端揉患儿大鱼际平面,揉50～100次。

(5)横纹推向板门:术者以一手持患儿手以固定,另一手拇指端用推法自腕横纹推向指根,推100～300次,称板门推向横纹;反向推100～300次。

(6)顺运内八卦:术者一手持患儿四指以固定,掌心向上,拇指按定离宫,另一手示指、中指夹持患儿拇指,拇指自乾宫运至兑宫,运100～500次。

(7)揉中脘:患儿仰卧,医生以拇指或中指端揉中脘穴 2～3min。

(8)摩揉肚脐:患儿仰卧,医生以掌心或食、中、环三指指面,摩肚脐 3～5min,继以掌根或食、中、环三指指面顺时针揉肚脐 100～200 次。

(9)分腹阴阳:患儿仰卧,医生以两拇指指腹自剑突下沿肋弓向两旁分推 50～100 次。

(10)揉足三里:患儿仰卧,医生以拇指按揉足三里穴 2～3min。

第五节　厌食症

小儿厌食症是小儿消化系统的一种常见病证,又称恶食,是指小儿较长时间食欲不振而不欲纳食,甚至拒食的一种常见病。厌食的患儿,一般精神状态较正常。长期厌食,会影响小儿正常的生长发育,如抵抗力降低、身材矮小、体重减轻等,因此对小儿厌食应及时调治。因外感或某些疾病而引起的食欲不振者,不属本病范畴。

一、病因病机

小儿厌食症多与过食肥甘、生冷杂物,损伤脾胃,或病后中气未复,或素体脾胃虚等密切相关。其病在脾胃,病机不外虚实两端。

1.脾虚湿滞　小儿乳食喂养不当,过食肥甘厚味、油腻之品,积滞内停,郁久化热,致湿热内蕴,脾胃失健,致成厌食。

2.脾胃虚弱　小儿形气未充,脾常不足,中气虚弱,脾胃失健,导致消化、吸收、传导功能失常,致成厌食。

二、辨证

主症:食欲减退,恶心欲吐,倦怠乏力。

脾虚湿滞:腹胀,口淡不渴,大便溏薄,舌淡胖,苔腻,脉濡,指纹紫滞。

脾胃虚弱:面色苍黄,形体消瘦,时常腹泻,舌淡少苔。脉细弱,指纹淡红。

三、针灸治疗

1.基本治疗

治法:健脾和胃,理气化湿。

主穴:四缝、太白、商丘。

配穴:脾虚湿滞加丰隆,脾胃虚弱加足三里、中脘。

方义:脾常不足是小儿厌食的关键,所以取脾经的原穴太白,配合合商丘以健脾益气,四缝是治疗小儿厌食的经验效穴,有健脾消积之功。

操作:毫针刺,平补平泻,不留针。四缝点刺挤出黄色黏液。

2.其他疗法

(1)穴位注射:用维生素 B_1 注射液分别注入双侧足三里穴,隔日 1 次,5 次为 1 疗程。

(2)穴位敷贴:炒神曲、炒麦芽、焦山楂各 10g,炒莱菔子 6g,炒鸡内金 5g。上药共研细面,加淀粉少许,用开水调成稠糊,睡前敷于患儿脐下,外用绷带固定,第 2 天早晨取下,每日 1 次,5 次为 1 疗程。

四、推拿治疗

(一)脾虚湿滞

1.治法　健脾化湿。

2.取穴及手法　补脾经、清小肠、揉板门、运内八卦、推四横纹、分腹阴阳、推脊、捏脊。

3.操作

(1)补脾经:术者以左手将患儿拇指屈曲,以右手拇指端循患儿拇指指尖桡侧缘向指根方向直推100～500次。

(2)清小肠:术者以一手持患儿小指以固定,另一手以拇指罗纹面由患儿指根推向指尖100～500次。

(3)揉板门:医生以左手持患儿之左手,使其掌心朝上,以右手拇指或示指端按揉板门穴200～300次。

(4)运内八卦:医生以左手握患儿左手四指,使其掌心向上,并用拇指压在患儿离宫穴上,右手食、中二指夹住患儿拇指,然后以右拇指端自乾宫向坎宫运至兑宫为一遍,运100～150遍。

(5)推四横纹:一手将患儿四指并拢,用另一手大指罗纹面从患儿示指横纹处推向小指横纹处,推100～300次。

(6)分腹阴阳:患儿仰卧,医生以两拇指指腹,自剑突下沿肋弓向两旁分推50～100次。

(7)推脊:以示指、中指罗纹面着力,自上而下在脊柱穴上做直推法约100～300次左右。

(8)捏脊:患儿俯卧,充分暴露脊背,用力,由尾部向颈部轻轻提捏脊背皮肤。

(二)脾胃虚弱型

1.治法　健脾益气。

2.取穴及手法　补脾经、推三关、掐揉四横纹、运内八卦、揉板门、揉足三里、摩揉肚脐、捏脊。

3.操作

(1)补脾经:术者以左手将患儿拇指屈曲,以右手拇指端循患儿拇指指尖桡侧缘向指根方向直推100～500次。

(2)推三关:患儿左手臂伸直,掌心向内,医生以左手握住患儿腕关节尺侧,示指在下伸直,托住患儿前臂,右手食、中二指并拢或用拇指桡侧自大横纹桡侧阳池直推至曲池穴100～200次。

(3)掐揉四横纹:术者一手持患儿四指尖固定,另一手拇指甲自示指至小指依次掐揉,掐3～5次。

(4)运内八卦:医生以左手握患儿左手四指,使其掌心向上,并用拇指压在患儿离宫穴上,右手食、中二指夹住患儿拇指,然后以右拇指端自乾宫向坎宫运至兑宫为一遍,运100～150遍。

(5)揉板门:医生以左手持患儿之左手,使其掌心朝上,以右手拇指或示指端按揉板门穴200～300次。

(6)揉足三里:患儿仰卧,医生以拇指按揉足三里穴2～3min。

(7)摩揉肚脐:患儿仰卧,医生以掌心或食、中、环三指指面摩肚脐3～5min,继以掌根或食、中、环三指指面顺时针揉肚脐100～200次。

(8)捏脊:患儿俯卧,充分暴露脊背,医生以拇指指面与食、中二指指面相对用力,由尾部向颈部轻轻提捏脊背皮肤,提捏3～5遍。

第六节　夜　啼

小儿夜啼是指小儿白天如常，入夜则经常啼哭不眠。有的患儿阵阵啼哭，哭后仍能入睡；有的啼哭不已，甚至通宵达旦。本病多见于半岁以内的婴幼儿。

一、病因病机

小儿夜啼以脾寒、心热、惊骇、食积等为主要发病原因。

1.脾脏虚寒　本病的发生，多由于先天不足，后天失调，脏腑受寒所致。婴儿素体虚弱，脾常不足，至夜阴盛，寒邪内侵，潜伏于脾，或脾寒内生，寒邪凝滞，气血不通，故入夜腹痛而啼哭。

2.心经积热　乳母孕期恣食肥甘，或过食辛辣之物，以致胎中受热，结于心脾，或邪热乘于心，心火过旺，或肝胆热盛，故内热烦躁，不得安寐而啼哭。

3.惊骇恐惧　患儿偶见异物，或乍闻异声，暴受惊恐所致，小儿神气不足，心气怯弱。若受惊吓则神志不宁而散乱，心志不宁则烦躁，神不守舍而惊惕不安，夜间惊啼不眠。

4.乳食积滞　婴儿乳食不节，内伤脾胃，运化功能失司，乳食积滞中焦而胃不和，胃不和则卧不安，因而入夜啼哭。

二、辨证

主症：夜间啼哭，不能安眠。

脾脏虚寒：睡喜伏卧，四肢欠温，食少便溏，神怯困倦，痛时曲腹，哭声低弱，面色青白，唇舌淡白，苔薄白，脉象沉细，指纹淡红。

心经积热：睡喜仰卧，见灯火则啼哭愈甚，且伴烦躁，面赤唇红，哭声较响，小便短赤，大便秘结，舌尖红，苔薄，脉数有力，指纹青紫。

惊骇恐惧：夜间突然啼哭，声惨而紧，似见异物状，面红或泛青，惊惕不安，睡中易醒，呈恐惧状，紧偎母怀，脉象急数，唇舌多无异常变化。

乳食积滞：厌食吐乳，嗳腐泛酸，腹痛胀满，睡卧不安，腹部发热，大便酸臭，舌苔厚腻，指纹紫滞。

三、针灸治疗

1.基本治疗

治法：健脾宁心，镇静安眠。取手少阴心经与脾经、胃经穴为主。

处方：少冲、内关、三阴交、足三里。

配穴：脾脏虚寒加下脘、大横；心经积热加通里、郄门；惊骇恐惧加神门、百会；乳食积滞加中脘、合谷。

方义：小儿夜啼与小儿脾胃功能异常、心经积热有关，所以取足三里，配合脾经三阴交表里相配以和胃健脾。取心经少冲穴配合内关能理气安神。四穴合用共奏止啼安眠的作用。

刺法：毫针浅刺。

2.其他治疗

(1)灸法：内关、神门、三阴交、涌泉、百会。每次选用2～3个穴位，艾条雀啄灸，每次灸治5～10min，每日1次。

(2)穴位贴敷：神阙。方法：黑丑7粒捣碎，用温水调成糊状，临睡前敷于肚脐上，胶布固定。每日1次。

(3)耳针:取神门、肝、脾、三焦,每次选2～3穴,贴压王不留行籽,隔日1次。

四、推拿治疗

(一)脾脏虚寒

1.治法　温中健脾。

2.取穴及手法　按揉百会、按揉小天心、补脾经、推三关、揉外劳宫、摩腹、揉脐。

3.操作

(1)按揉百会:术者用拇指端按百会30～50次,揉100～200次。

(2)按揉小天心:患儿坐位或仰卧位。推拿者一手拿住患儿手,使其掌心向上,另一手以中指指根着力,揉患儿手与大、小鱼际交接凹陷处约100次。

(3)补脾经:医生以左手示指置于患儿之左拇指掌侧,以拇指置于其拇指末节背侧,使其拇指微屈。以右手食、中二指夹持固定患儿之腕部,用拇指罗纹面或其桡侧面自拇指尖向拇指根部推200～300次。

(4)推三关:患儿左手臂伸直,掌心向内,医生以左手握住患儿腕关节尺侧,示指在下伸直,托住患儿前臂,右手食、中二指并拢或用拇指桡侧自大横纹桡侧阳池直推至曲池穴100～200次。

(5)揉外劳宫:术者一手持患儿四指令掌背向上,另一手中指端揉穴处,揉100～300次。

(6)摩腹:患儿仰卧,医生以全掌或食、中、环三指指面,以顺时针方向摩上腹部3～5min。

(7)揉脐:患儿仰卧,医生以掌根或食、中、环三指指面顺时针揉肚脐100～200次。

(二)心经积热

1.治法　清心导赤。

2.取穴及手法　揉小天心、清心经、清小肠、清天河水、揉总筋、揉内劳宫。

3.操作

(1)揉小天心:术者一手持患儿四指以固定,掌心向上,另一手中指指根着力,揉患儿手与大小鱼际交接凹陷处约100～150次。

(2)清心经:术者一手持患儿中指以固定,另一手以拇指指端向指根方向直推100～500次。

(3)清小肠:术者以一手持患儿小指以固定,另一手以拇指罗纹面由患儿指根推向指尖100～500次。

(4)清天河水:术者一手持患儿手,另一手示指、中指指腹自腕横纹推向肘横纹100～500次。

(5)揉总筋:术者一手持患儿四指以固定,另一手拇指端按揉掌后腕横纹中点100～300次。

(6)揉内劳宫:术者一手持患儿手以固定,另一手以拇指端或中指端揉,揉100～300次。

(三)惊骇恐惧

1.治法　镇惊安神。

2.取穴及手法　推攒竹、清肝经、捣揉小天心、揉五指节、补肾经。

3.操作

(1)推攒竹:术者两拇指自下而上交替直推攒竹穴,推30～50次。

(2)清肝经:术者一手持患儿示指以固定,另一手以拇指端自指尖向指根方向直推100～500次。

(3)捣揉小天心:术者一手持患儿四指以固定,掌心向上,另一手中指端揉100～150次,用中指尖或屈曲的指间关节捣10～30次。

(4)揉五指节:术者握患儿手,使掌向下,另一手拇指甲由小指或从拇指依次揉之,各揉

30～50 次。

(5)补肾经:术者以一手持患儿小指以固定。另一手以拇指罗纹面由患儿指根直推向指尖 100～500 次。

(四)乳食积滞

1.治法　消食导滞

2.取穴及手法　清补脾经、清大肠、摩腹、揉脐、揉中脘、揉天枢、推下七节骨。

3.操作

(1)清补脾经:术者一手持患儿拇指伸直以固定,另一手以拇指指端在患儿指根和指尖之间往返推 100～500 次。

(2)清大肠:术者以左手托住患儿之左手,使其手掌侧置,右手食、中二指夹持住其拇指,以拇指桡侧面由虎口直推至示指尖 100～200 次。

(3)摩腹:患儿仰卧,医生以全掌或食、中、环三指指面,以顺时针方向摩上腹部 3～5min。

(4)揉脐:患儿仰卧,医生以掌根或食、中、环三指指面顺时针揉肚脐 100～200 次。

(5)揉中脘:患儿仰卧,医生以食、中、环三指指腹在中脘穴揉 100～300 次。

(6)揉天枢:患儿仰卧,医生以食、中二指指腹在天枢穴揉 100～300 次。

(7)推下七节骨:患儿俯卧,医生以拇指或食、中二指指腹自第 2 腰椎棘突向尾骨尖推 100～200 次。

第七节　遗　尿

小儿遗尿,是指 3 足岁以上的小儿,在睡眠中小便自遗、醒后方觉的一种病证,反复发作。又称夜尿证,亦名遗溲、尿床。3 岁以内小儿,由于智力未全,排尿习惯尚未养成,或因白天嬉戏过度,精神激动,夜间偶有尿床者,则不属病态。若 3 岁以后。尚不能自己排尿,且每夜如是,形成惯例,则应视为遗尿。遗尿证必须及早治疗,如病延日久,会妨碍儿童的身心健康,影响发育。

一、病因病机

遗尿与肺、脾、肾三脏气化功能失常有关,其中肾与遗尿关系更为密切。小便正常的排泄,有赖于膀胱与三焦功能的健全。而三焦气化,上焦以肺为主,中焦以脾为主,下焦以肾为主。若肺、脾、肾三脏功能失常,皆会发生遗尿。

1.下元虚冷　小儿遗尿,多为先天肾气不足,如早产、双胎、胎怯、脏腑及脊骨发育未全等,引起下元虚冷所致。肾主闭藏,与膀胱相表里,司职二便。肾气充沛,则膀胱气化正常,关门固而膀胱排尿有序。肾气虚则膀胱气化不足,关门不固,水道失去制约而发生遗尿。

2.脾肺气虚　脾肺气虚由后天不足引起,如素体虚弱,屡患咳喘泻利,或大病之后。肺主一身之气,为水之上源,有通调水道、下输膀胱的功能;脾主运化水谷精微而输于肺。肺脾功能正常,方能维持机体水液的正常输布和排泄;若肺脾气虚,气虚下陷,水湿下行,渗入膀胱,以致膀胱失约、关门不固而致遗尿。

3.肝经郁热　肝郁则气机不畅,郁而化热,或夹湿下注,疏泄失常,肝失疏泄,影响三焦水道的正常通利,迫注膀胱,而成遗尿,属实证范畴。

二、辨证

主症：睡眠中不自主排尿，轻则数夜遗尿1次，重则每夜遗尿1～2次，甚或更多。遗尿病久可见患儿面色萎黄、精神不振等症。年龄较大儿童有害羞或精神紧张感。

肾气不固：睡中经常遗尿，熟睡不易唤醒，醒后方觉，神疲乏力，面白肢冷，腰腿酸软，记忆力减退或智力较差，小便清长，舌淡，苔少，脉细。

脾肺气虚：睡中遗尿，常自汗出，面色萎黄，少气懒言，食欲不振，大便溏薄，舌淡，苔薄白，脉细。

肝经郁热：睡中遗尿，尿量不多，气味腥臊，尿色较黄，平时心情急躁，或夜间梦语龄齿，唇红，舌红，苔黄，脉弦细。

三、针灸治疗

1.基本治疗

治法：补肾益气，健脾止遗。取任脉经穴和膀胱经背俞穴为主。

处方：肾俞、关元、三阴交。

配穴：肾与膀胱气虚加膀胱俞、中极；脾肺气虚加脾俞、肺俞、足三里；肝经郁热加行间、中极。

方义：关元是足三阴及任脉的交会穴，为人身元气之根，又是三焦之气所出的穴位，肾元充固，膀胱气化得力，则约束有权，故为治遗尿的重要腧穴，肾俞补肾，加强司二便的职能，与关元为俞募配穴，本病与足三阴经关系最密，取用三阴交填充三阴经经气，亦有止遗之功，三穴相配，共取止遗之功。

操作：毫针刺用补法，可灸。

2.其他治疗

(1)耳针：取皮质下、脑点、内分泌、肾、肺、脾。每次选3～4穴，毫针刺法，每日或隔日1次，每次留针30min。

(2)激光：取关元、气海、百会、足三里、三阴交。以15～20MW的氦-氖激光照射。每穴照1～2min，1日或隔日1次，6～10次为1个疗程，连用2～3个疗程。用于肾气不固与脾肺气虚证遗尿。

(3)手针：取夜尿点(此穴在掌面小指第2指间关节横纹中点处)，主治夜尿、尿频。需留针15min。

(4)皮肤针：关元、气海、三阴交、夹脊(11～21椎)。轻度叩刺，每日1次，每次10min，以红晕为度。

四、推拿治疗

(一)下元虚冷

1.治法 温肾固涩。

2.取穴及手法 补肾经、推三关、揉外劳宫、摩丹田、揉肾俞、擦腰骶部、捏脊、按揉三阴交。

3.操作

(1)补肾经：术者以左手握患儿之左手，使其掌心朝上，以右手拇指指端，从阴池穴推至小指尖300～500次。

(2)推三关：患儿左手臂伸直，掌心向内，术者以左手握住患儿腕关节尺侧，示指在下伸直，托住患儿前臂，右手食、中二指并拢或用拇指桡侧自大横纹桡侧阳池直推至曲池穴100～200次。

(3)揉外劳宫：术者一手持患儿四指令掌背向上，另一手中指端揉穴处，揉100～300次。

(4)摩丹田：患儿仰卧，以掌摩穴处2～3min。

(5)揉肾俞：以拇指罗纹面着力，在肾俞穴上揉动50～100次左右。

(6)擦腰骶部：以示指、中指、无名指三指指面着力，擦腰骶部至局部发热。

(7)捏脊:患儿俯卧,充分暴露脊背,医生以拇指指面与食、中二指指面相对用力,由尾部向颈部轻轻提捏脊背皮肤,提捏 3～5 遍。

(8)按揉三阴交:以拇指或示指、中指的罗纹面着力,稍用力按揉 20～50 次左右。

(二)肺脾气虚

1.治法　益气固涩。

2.取穴及手法　补脾经、补肺经、揉外劳宫、按揉膀胱俞、捏脊、推四横纹、按揉足三里。

3.操作

(1)补脾经:术者以左手将患儿拇指屈曲,以右手拇指端循患儿拇指指尖桡侧缘向指根方向直推 100～500 次。

(2)补肺经:术者以一手持患儿无名指以固定,另一手以拇指罗纹面旋推患儿环指末节罗纹面 100～500 次。

(3)揉外劳宫:术者一手持患儿四指令掌背向上,另一手中指端揉穴处,揉 100～300 次。

(4)按揉膀胱俞:以拇指罗纹面着力,在膀胱俞上按揉 50～100 次左右。

(5)捏脊:患儿俯卧,充分暴露脊背,医生以拇指指面与食、中二指指面相对。用力,由尾部向颈部轻轻提捏脊背皮肤,提捏 3～5 遍。

(6)推四横纹:一手将患儿四指并拢,用另一手大指罗纹面从患儿示指横纹处推向小指横纹处,推 100～300 次。

(7)揉足三里:患儿仰卧,医生以拇指按揉足三里穴 2～3min。

(三)肝经郁热

1.治法　清肝泄热。

2.取穴及部位　清肝经、清心经、揉中极、揉二马、揉三阴交、揉涌泉。

3.操作

(1)清肝经:术者一手持患儿示指以固定,另一手以拇指端自指尖向指根方向直推 100～500 次。

(2)清心经:术者一手持患儿中指以固定,另一手以拇指指端向指根方向直推 100～500 次。

(3)揉中极:患儿仰卧,医生以拇指按揉中极穴 2～3min。

(4)揉二马:医生以左手握住患儿之左手,使其掌心向下,以右手拇指或中指端揉二马穴 100～150 次。

(5)揉三阴交:以拇指或示指、中指的罗纹面着力,稍用力按揉 20～50 次左右。

(6)揉涌泉:以拇指罗纹面着力,稍用力在涌泉穴上揉 30～50 次左右。

第八节　小儿麻痹后遗症

小儿麻痹后遗症属中医"痿证"范畴,以肢体瘫痪、不能:站立行走、失去自主活动能力为主症。本病多发于夏、秋季,以 1～5 岁小儿为多见,尤以 6 个月至 2 岁者为多见,学龄儿童及成人亦可发生。

一、病因病机

中医学认为小儿麻痹后遗症,主要由于风、寒、湿、热之邪侵袭肺胃之经,使津液滋生和输布发生障碍;致使津液亏乏,后期累及肝肾,肝肾阴虚则筋骨肌肉失去阴液的滋养濡润而成瘫痪、废痿不用。

小儿麻痹症属西医学“脊髓灰质炎”,是一种急性传染病,本病终年可发生,以夏秋为多见,呈散发或小流行,为感染脊髓灰质炎病毒所引起。脊髓灰质炎病毒通过饮食或飞沫由鼻传入,主要侵犯脊髓前角的运动神经细胞,故临床上表现为相应肌组织的弛缓性瘫痪。但瘫痪有自动恢复的趋势,如不能完全恢复,常遗留残余症状,称后遗症。

小儿麻痹症的临床表现可分为以下三个阶段。

1.急性发作期或前驱期　患者首先可见发热、食欲减退等呼吸系统和消化系统症状,2～3天后常身热减退,诸症消失。

2.瘫痪前期或瘫痪期　退热后1～6天,常可再次发热,几天后逐渐出现部分肢体瘫痪。随着热度的减退,其他症状逐渐消失,瘫痪也不再发展。

3.恢复期或后遗症期　瘫痪在热退1～2周,开始逐渐恢复,恢复得快慢与神经受损程度有关,一般在1～6个月内如不能完全恢复,常留后遗症。

二、辨证

主症:瘫痪呈弛缓型,分布不规则,不对称,常见于四肢,以下肢瘫痪最多。肌肉明显出现各种畸形,如口眼歪斜、头向左右倾斜、脊柱侧凸、肩关节脱臼、膝反张或外展及足内翻、外翻、马蹄形、仰趾足等畸形。

三、针灸治疗

1.基本治疗

治法:补益肝肾,调理阳明。取背俞穴及胃经、肾经经穴为主。

主穴:肝俞、肾俞、悬钟、太溪、足三里、曲池、阳陵泉、腰阳关。

配穴:上肢瘫痪:颈部夹脊穴、肩髃、肩髎、臂臑、外关、合谷。举臂困难加天宗;肘屈伸无力加肘髎、手三里;手内外旋困难加阳溪、后溪、四渎、少海;腕下垂加阳池、四渎。

下肢瘫痪:伏兔、阴市、梁丘、阴陵泉、足三里、绝骨、三阴交、环跳。抬腿困难加髀关;膝屈伸困难加血海、阴陵泉、膝阳关、曲泉、委中、承山;足下垂加解溪;足内翻加昆仑、丘墟。

方义:肝俞、肾俞为足太阳经穴,太溪为足少阴经原穴,三穴相配有补益肝肾之功。腰阳关系督脉经穴,是治痿之要穴。阳陵泉、悬钟,一为筋会,一为髓会,有益筋髓作用。曲池、足三里,分别为手足阳明经穴,阳明多气多血主宗筋,取此二穴具有“治痿独取阳明”之意。

操作:进针得气后,用提插捻转补法并灸,留针20～30min。

2.其他治疗

(1)穴位注射:根据体针穴位选取,每次选2～4穴,用10%葡萄糖注射液,维生素B_1、$B_1$2,盐酸呋喃硫胺,加兰他敏及当归注射液等,每穴注入0.5～0.1mL,10%葡萄糖注射液,每穴可注射1mL。隔日1次,10～20次为1疗程。

(2)耳针:取肺、神门、肝、肾、皮质下、颈、胸、腰椎,每次选3～4穴,毫针刺法,每日或隔日1次,每次留针30min。埋针每隔2～3日1次。

(3)皮肤针:上肢瘫痪者,取手阳明之肩髃、曲池,督脉(颈至胸4),手少阳之外关、阳池。下肢瘫痪者,取督脉、足太阳膀胱经及足阳明胃经、足太阴脾经为主。腹肌瘫痪者,取足阳明胃经、足太阴脾经在腹部的循行路线及经穴。每日1次,10次为1疗程。

四、推拿治疗

1.治法　行气活血,荣筋养肌,矫正畸形。用按、揉、㨰、捏、拿、推等手法。

2.取穴及部位　瞳子髎、颊车、地仓、大椎、肩井、肩髃、肩髎、曲池、外关、合谷、肾俞、腰阳关、委中、伏兔、足三里、阳陵泉、绝骨、解溪、颈部、上肢部、腰部、下肢部。

3.操作

(1)面部:坐位,用揉法从攒竹斜向瞳子髎、颊车、地仓穴,往返操作 3～5 次,再以轻手法点按面部穴位。

(2)颈及上肢部:坐位,用揉法自后发际至大椎、肩井等处往返数次,再用揉法施于肩关节周围,然后用拿法和推法自三角肌部经肱三头肌肱二头肌部至肘关节,向下沿前臂到腕部,往返数次。点按肩髃、肩髎、曲池、外关、合谷等上肢穴位,搓抖上肢。

(3)腰及下肢部:先取俯卧位,用揉法和㨰法、推法从腰骶部起,向下到臀部,循大腿后侧往下至足跟,往返数次,配合按肾俞、腰阳关,拿委中,捏拿后下肢,叩打下肢,接着取仰卧位用揉法、㨰法、推法,从腹股沟向下经股四头肌至小腿外侧,往返数次,配合按伏兔、足三里、阳陵泉、绝骨、解溪等穴。最后做踝、膝关节摇法,如果有关节畸形,在畸形部位做重点治疗。

第九节　小儿肌性斜颈

小儿肌性斜颈又称先天性斜颈、原发性斜颈,是一侧胸锁乳突肌纤维挛缩所致颈部歪斜,为小儿常见畸形之一。表现为患侧颈部有一肌性肿块,头颈部向一侧歪斜,面部旋向健侧,下颏指向健侧肩部。如能够早期发现(出生后 6 个月之内),给予适当手法按摩及其他辅助治疗,多能治愈。本病如果超过 1 年,且畸形明显者,应考虑外科手术治疗。

一、病因病机

中医学认为,本病是由于小儿颈部经筋受损,瘀血留着,聚而不散,致使经筋挛缩引起,若日久发生筋强筋结则比较难治。

肌性斜颈的病理主要是患侧胸锁乳突肌发生纤维性挛缩,起初可见纤维细胞增生和肌纤维变性,最终全部为结缔组织所代替。其病因尚未完全肯定,目前有许多说法,多数认为与产伤有关。分娩时一侧胸锁乳突肌因受挤压受伤出血,血肿机化形成挛缩。有人认为分娩时胎儿头位不正,阻碍一侧胸锁乳突肌血运供给,造成该肌缺血性改变,引起肌肉挛缩,造成肌性斜颈。也有人认为由于胎儿在子宫内头部向一侧偏斜所致,阻碍一侧胸锁乳突肌血运供应,引起该肌缺血性改变所致,而与生产过程无关。此外,还有胚胎期发育异常的说法。

二、辨证

患儿在出生后 1～2 周内,颈部一侧可发现呈椭圆形或条索状肿物,大小软硬不一,其方向与胸锁乳突肌一致,上下不能活动,以后患侧的胸锁乳突肌逐渐挛缩紧张,患儿头部向患侧倾斜而颜面部旋向健侧,当将患儿颈部向健侧转动时,肿块突出明显,头颈活动旋转受限。颈部伸直时出现患侧胸锁乳突肌紧张,少数患儿仅见患侧胸锁乳突肌在锁骨的附着点周围有骨疣样改变的硬块物。

本病若不及时治疗,患侧颜面部的发育受影响,进而健侧颜面部产生适应性的改变,使颜面部大小不对称。病久者,还可伴有颈椎或下胸椎有固定性脊柱侧弯。

三、治疗

(一)推拿治疗

1.治法　舒筋活血,软坚消肿。主要使用推、揉、拿、扳等手法。

2.取穴及部位 风池、桥弓穴、颈肩部。

3.操作

(1)患儿取仰卧位,医者左手扶住小儿头部,使小儿头部偏向健侧,用左手食、中、环三指罗纹面着力,按揉患侧桥弓穴 3～5min。

(2)拿患侧桥弓穴 10 次。

(3)揉风池:患儿坐位或仰卧位。推拿者以拇指指端着力揉患侧风池穴 50 次。

(4)患儿仰卧,医者一手扶住小儿头项,另一手托小儿下颌,两手对称用力,使小儿头颈向患侧旋转,摇 10～15 次。

(5)医者一手扶住患侧肩部,另一手扶住患儿头顶,使患儿头部渐渐向健侧肩部倾斜,逐渐拉长患侧胸锁乳突肌,反复进行数次。

(二)其他疗法

1.局部热敷 用小毛巾蘸开水或熏洗药汤,稍做拧挤折叠后,置于患处,注意勿烫伤皮肤,稍冷后,再换另一块,如此反复多次。

2.沙枕固定 做两个 7cm×10cm 大小的沙枕,在患儿睡觉时,分别置于患儿头颈两侧,固定头颈于矫正位。

第十节 小儿桡骨头半脱位

桡骨头半脱位多发生于小儿,常因牵拉损伤所致,故又称牵拉肘,俗称肘脱环。是小儿常见的肘部损伤之一。

一、病因病理

5 岁以下小儿桡骨头发育不完全,肘关节囊及韧带比较松弛薄弱,当小儿在伸肘位受外力过分牵拉时,桡骨头易从包围桡骨颈的环状韧带中向下滑脱,或被嵌顿于环状韧带皱褶中,回复受阻,而发生桡骨头半脱位。

二、临床表现

伤肢受牵拉后,患儿啼哭,肘部疼痛,呈半屈曲位,前臂旋前位垂于体侧。患肢不能活动,更不能上举,拒绝牵拉。局部无明显肿胀或畸形,桡骨头处压痛。X 线摄片检查不易显示。

三、诊断与鉴别诊断

根据临床表现,有牵拉患肢史,即可确诊。部分有外伤的小儿须做 X 线摄片检查除外骨折。

四、治疗

(1)治疗原则:理筋复位。

(2)复位方法:家长抱患儿正坐,医者与患儿相对。以右侧为例,患儿暴露患肢,医者以右手握持腕部,左手拇指置于桡骨头外侧处,右手稍加牵引,做前臂旋后动作,同时,左手拇指将桡骨头向尺侧按压,并屈曲肘关节。此时,即可听到清脆的轻微弹响声或手指处有弹跳的感觉,表示桡骨头已复位(图 4-1)。

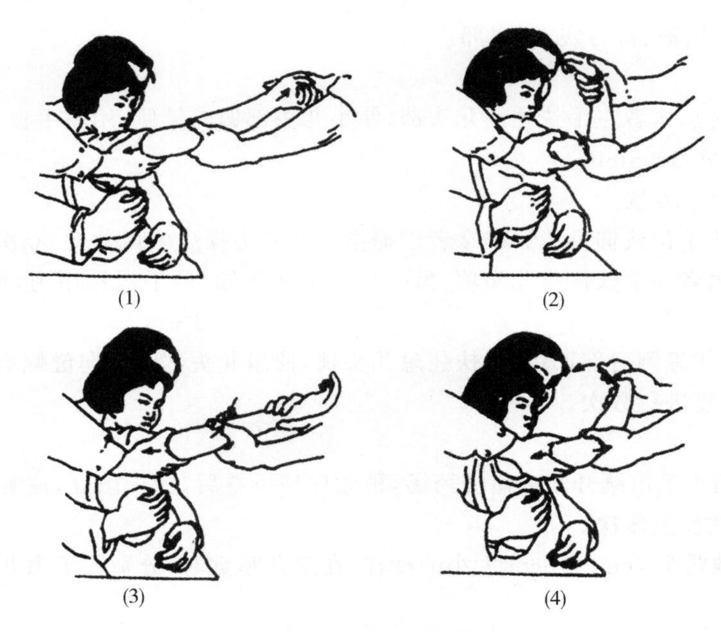

图 4-1 桡骨头半脱位复位法

第十一节 小儿髋关节-过性滑囊炎

小儿髋关节一过性滑囊炎，又名小儿髋关节扭伤、小儿髋关节错缝，暂时性髋关节滑膜炎、小儿髋掉环等。

一、病因病理

多数认为与外伤有关。由于儿童时期，股骨头发育不成熟，关节囊和周围的韧带比较松弛，髋关节的活动度比成人大。当髋关节过度活动，或受到直接、间接外伤，即可引起本病。

二、临床表现

多有外展外旋扭伤史。患儿突发跛行，重者突然不能站立、行走。较大儿童可诉膝关节内上方疼痛。病情较轻者可无明显疼痛。体格检查患肢呈外展外旋半屈曲位，外展或内旋时疼痛加重。患侧腹股沟部可有肿胀、压痛。若内侧损伤，患肢可有假性延长；如外侧损伤，大转子后侧可有压痛，有时会有短缩畸形。

三、实验室及器械检查

除可能 X 线摄片示骨盆向患侧倾斜外，一般无异常发现。

四、诊断与鉴别诊断

1.诊断　依据临床症状，结合体格检查，除外髋关节其他病变即可诊断。

2.鉴别诊断

(1)股骨头缺血性坏死：本病好发于 6～8 岁的儿童。病程长，跛行伴疼痛明显。髋关节内旋、外旋活动受限，患肢变短，日久患肢萎缩。X 线摄片显示股骨头变平、塌陷、密度增高，囊样变性改变，可助诊断。

(2)髋关节结核：多发生于少年。髋部疼痛，肿胀，骨盆向患侧倾斜。病程长，并有全身中毒症状。发病两周后摄片检查，可示关节间隙变宽及其他骨质破坏征。

(3)化脓性髋关节炎：髋部有红、肿、热、痛，发热，腹股沟淋巴结增大、白细胞计数增高等全身炎性反应。

五、治疗

(一)治疗原则

舒筋活血，理筋复位。

(二)刺法

1.毫针

(1)常用穴位：环跳、居髎、髀关、风市、阿是穴。

(2)操作方法：刺用微泻法。可用电针中强刺激或中刺激，留针20～30min。每日1次，不拘疗程。

2.水针　用当归注射液4mL，每日轮注于居髂、环跳、髀关、阿是穴等。

3.耳针　髋、臀、股。毫针强刺激，留针1～2h，每日1次，或用耳穴压丸。

(三)灸法

1.TDP治疗仪　局部照射30min，每日1次。

2.电药灸　局部灸疗1～2h，每日1次。

(四)推拿

1.主要手法　四指推法、㨰法、揉法、点按法、摇法、拔伸法。

2.常用穴位与部位　髀关、环跳、阳陵泉、箕门、髋关节、臀部、股部。

3.操作程序

(1)患儿俯卧，在患侧臀部施以㨰法约5min，然后以四指推法或掌根揉法推拿5min，配合点按环跳穴数下。

(2)患儿仰卧，从患侧腹股沟处往下至膝部施以四指推法或㨰法约10min，主要是大腿内侧宜多推。配合点按髀关、箕门、阳陵泉等穴各数下。

(3)继上，使助手牵拉其两腋下，医生一手按压腹股沟处，另一手握小腿后侧，将伤肢缓缓拔伸牵引片刻，然后做屈膝屈髋动作，使患儿膝靠近胸部，足跟接近臀部，反复按压2～3遍，如患肢“延长”者则将其轻轻内旋并向上屈曲，“缩短”者可将患肢缓缓拔伸后外旋再向上屈曲。然后，轻轻抖动患肢数遍。最后，将患肢向下轻拉放平，与健侧相比，使两侧长短相等。

(4)对疼痛、跛行等急性期症状严重的患儿，手法治疗后，可做患肢外侧长木板固定，或用3～4层硬纸板裁剪制成大腿外侧至小腿固定板，泡水软化后用绷带固定5～7天，有利于病情恢复。

(五)其他治疗

1.中药湿热敷　对症状较重或反复发作的患儿可在局部以活血通络，消肿止痛等中药做湿热敷。

2.功能锻炼　治疗后，如下肢假性变长仍未消失，可让患儿坐于小凳上，髋膝关节屈曲90°，患肢足底蹬一圆柱物来回滚动，可促使功能恢复。

第十二节　百日咳

百日咳是因感染了百日咳杆菌所引起的。是小儿常见的一种呼吸道传染病,以阵发性痉挛性咳嗽、咳后有鸡鸣样吸气吼声为临床特征,病程可持续2～3个月。本病属于中医学“顿咳”、“顿呛”等范畴。本病一年四季均可发生,但以冬春两季为多,5岁以下发病率高,年龄愈小,病情大多愈重,近年来成人病例也有所增多。

本病经空气中飞沫传染,故易在儿童集体群中发生流行,特别在病程的2～3周,传染性最强。患过百日咳后,可获得持久免疫力,一生中得两次者少见,潜伏期多为7～14天,最长可达21天。

一、病因病理

本病的病原菌为百日咳嗜血杆菌,该杆菌侵入人体后,在呼吸道内大量繁殖并释放内毒素,导致呼吸道黏膜炎症,产生大量的黏稠脓性渗出物,于是该病理产物便影响黏膜纤毛运动并刺激末梢神经,引起反射性剧烈的痉挛性咳嗽。

中医学认为,本病是由于婴幼儿素体虚弱,调护失宜,内蕴伏痰,加之外感时疫之邪,侵袭肺卫,阻于气道,肺失宣降,以致肺气上逆,发为顿咳。初咳期为外邪束肺;痉咳期为痰热阻肺;恢复期为肺脾两虚。

二、临床表现

本病潜伏期为3～21天,一般为7～10天。

1.初咳期　自发病至发生痉咳7～10天,病程初有上呼吸道感染症状,如发热、咳嗽等,类似感冒,2～3天后热退,但咳嗽反而加剧。

2.痉咳期　持续2～6周,重症可达2个月以上,呈特征性的阵发性、痉挛性咳嗽,伴鸡鸣样吸气声,如此反复,常因进食、气味刺激、尘埃烟熏等刺激、情绪波动以及气温骤变等因素而诱发。痉咳时,患儿表情痛苦,重者颜面红紫,舌向外伸,眼睑浮肿。涕泪交加,目睛出血或痰中带血,诸症口轻夜重,新生儿及小婴儿常不出现典型痉咳而表现为窒息发作抽搐、二便失禁等,如不及时抢救可因窒息而死亡。

3.恢复期　阵咳逐渐减少至咳嗽消失,为2～3周。

三、实验室及器械检查

(一)血常规检查

白细胞总数及淋巴细胞升高。

(二)细菌培养

有百日咳嗜血杆菌生长,以发病第1周阳性率最高,可达90%,以后降低。

(三)血清学检查

用酶联免疫吸附试验检测可用作早期诊断。补体结合试验用于回顾诊断,但对早期诊断意义不大。

(四)荧光抗体法

鼻咽部分泌物涂片,做直接荧光抗体染色,该法阳性率高,特异性强,为快速诊断方法。

四、诊断与鉴别诊断

1.诊断　根据流行病史、未接种百日咳疫苗,有与患儿直接密切接触史,再根据临床表现、实验室及器械检查，诊断无困难。

2.鉴别诊断

(1)病毒性肺炎：由呼吸道病毒引起，也可出现痉咳，但不具有百日咳的其他临床表现，同时可从有关实验室检查加以鉴别。

(2)肺门淋巴结核：可有阵咳，但无鸡鸣样吸气声，根据结核接触史、症状、结核菌素试验及胸部X线摄片检查，可以鉴别。

(3)喉及气管、支气管异物：有异物吸入史，起病急，从血常规、X线检查可与百日咳做出区别。

五、治疗

(一)治疗原则

根据各期的不同而分别施治，初咳期治宜宣肺解表，痉咳期治宜泻肺涤痰，恢复期治宜补益脾肺。

(二)刺法

1.毫针

(1)常用腧穴：肺俞、膻中、列缺、合谷。

(2)操作方法：初咳期及痉咳期选用泻法，恢复期用平针法。每日或隔日1次，不计疗程，以愈为期。

2.耳针　取肺、支气管、交感等穴，予毫针强刺激。隔日1次，也可用王不留行籽按压。

(三)火罐

在颈背部风门、肺俞、脾俞、中府等穴处拔火罐，隔日1次。

(四)推拿

1.主要手法　推法、拿法、擦法、按法、揉法、搓法。

2.常用穴位与部位　天门、坎宫、太阳、风池、膻中、天突、肺俞、脾俞、肺经、大肠、六腑。

3.操作程序

(1)初咳期：开天门、分推坎宫、推太阳、拿风池、清肺经、退六腑、推膻中、按揉天突、搓胁、分推肩胛骨、按揉肺俞等，共20～30min。

(2)痉咳期：清肺经、清大肠、清天河水、退六腑、推膻中、分推胸胁、揉肺俞、揉脾俞、分推肩胛骨，共20～30min。

(3)恢复期：补肺经，补脾经，擦胸胁，按揉天突、膻中、中脘，按揉肺俞、脾俞、足三里，共20～30min。

(五)其他疗法

初咳期用金沸草散加炙百部；痉咳期用桑白皮汤加炙百部；恢复期选用人参五味子汤或麦门冬汤加减。

第五章　骨伤科常见疾病

第一节　颈椎病

颈椎病又称颈椎综合征，是指因损伤或颈椎及其软组织退行性改变引起的颈脊髓或颈神经根以及颈血管的压迫和刺激，从而产生的颈、肩、臂、头及胸疼痛，甚至出现肢体功能失常等一系列症状。中老年人多见，男性发病略多于女性。临床上根据病变部位、范围以及受压组织不同而出现的不同症状，将其分为神经根型、脊髓型、椎动脉型、交感神经型和混合型 5 种类型。其中神经根型最常见，约占颈椎病的 60%～70%，交感神经型最为少见。

一、病因病理

各种急、慢性外伤可造成椎间盘、韧带、后关节囊等组织不同程度的损伤，从而使脊柱稳定性下降，促使颈椎发生代偿性增生，增生物直接或间接压迫神经、血管，即产生症状。颈椎间盘承受重量过大或活动频繁，可遭受过多的微小创伤，劳损而变性。早期表现为髓核的水分减少，逐渐失去弹性韧性，椎间关节松动不稳。椎小关节可紊乱、错位，椎间孔变小，椎间盘可膨出或脱出，椎体可发生微小滑动，颈椎后部附件骨质增生，黄韧带、项韧带可发生钙化或骨化。晚期形成明显的骨赘，椎间盘变性、膨出、脱出，周围软组织、前纵、后纵韧带及椎体边缘骨膜附着处可被撤起，出血、血肿机化，在张力性应力的刺激下，逐渐形成较大的骨刺。退变的颈椎间盘和骨刺向后突出，可产生脊髓受压症状；向后外侧突出、钩椎关节骨刺向后突出均可影响椎间孔，使之变小狭窄，神经根受到压迫刺激，缺氧、缺血，出现神经根型病变症状；椎间盘和骨刺向侧方突出，可使椎动脉受到挤压导致供血不足，出现以头晕为主的椎动脉受压症状；颈椎的不稳，常可刺激小关节和关节囊，影响交感神经，而产生一系列交感神经受刺激症状。

二、临床表现

患者自觉肩颈疼痛，可向头部、枕部及上肢放射，一侧面部发热，出汗异常；少数患者可出现头痛、眩晕、猝倒，甚则双下肢痉挛，举步艰难，瘫痪。根据受压组织的不同，其临床表现各不相同。具体可分为 5 型。

1.神经根型　神经根型是椎管单侧或双侧的神经根受压迫或受刺激引起的症状，表现有颈肩痛，颈项强直，不能做点头、仰头及转头活动，疼痛沿神经根支配区放射至上臂、前臂、手及手指，伴有上肢麻木、活动不灵活，X 线照片可显示椎间隙狭窄、椎间孔变窄、后缘骨质增生、钩椎关节骨赘形成。

2.脊髓型　脊髓型是脊髓受压迫或受刺激所致，多发生于 40～60 岁的中年人，早期表现为单侧或双侧下肢发紫发麻，行走困难，继而一侧或双侧上肢发麻，持物不稳，严重时可发生四肢瘫痪，小便潴留，卧床不起。X 线检查可显示颈椎间盘狭窄和骨赘形成。

3.椎动脉型　椎动脉型是因上行的椎动脉被压迫、扭曲，造成颅内一过性缺血所致。表现为肩颈痛或颈枕痛，头晕、恶心、呕吐、位置性眩晕、猝倒、持物落地、耳鸣耳聋、视物不清等临床症状，并常因头部转动或侧弯到某一位置而诱发或加重。X线检查见正位片钩椎关节模糊、骨质硬化并有骨赘形成。

4.交感型　交感型是颈椎旁的交感神经节后纤维被压迫或刺激所致。常见头痛、头晕、心慌、胸闷、四肢不温或是手足心热、四肢酸重等症状，一般无上肢放射痛或麻木感，可出现听、视觉异常。

5.混合型　临床上常见同时存在两型或两型以上的各种症状，为混合型。

三、诊断要点

1.神经根型

(1)颈、肩部疼痛，可沿受压的神经分布区放射，手指呈神经根性分布的麻木及疼痛，握力减弱。

(2)颈部僵直，活动受限，颈棘突旁常有压痛。颈神经牵拉实验阳性，压头试验可能阳性。

(3)受累神经支配区皮肤痛觉迟钝或消失，某些上肢肌力减弱，肌肉萎缩，肌腱反射减弱或消失。

(4)X线片见生理曲度消失，椎间隙狭窄，椎间孔变形，后缘骨质增生，钩椎关节骨赘形成。断层扫描(CT)和椎管核磁共振(MRI)更有助于诊断。

2.脊体型

(1)颈肩痛伴四肢麻木，疼痛僵硬，发抖无力，行走不稳，似踩棉花状，步态笨拙。

(2)痛觉减弱或消失，严重者四肢瘫痪，小便潴留或失禁。手部肌肉萎缩，四肢肌张力增高，腱反射亢进。

(3)常可引出病理反射，如霍夫曼征、巴彬斯基征阳性，踝阵挛和髌阵挛阳性。

(4)具有典型的X线征象，即在椎间隙部位呈“L”或“U”状梗阻，侧位片可见相应部位的充盈缺损。

3.椎动脉型

(1)症状的出现常与头、颈的转动有关，表现为头晕、恶心、呕吐、四肢麻木等。

(2)颈椎棘突部常有压痛，压头试验阳性，仰头或转头试验阳性。

(3)脑血流图检查可见左右椎动脉不对称，尤其在转头时患侧波幅明显下降。

(4)X线检查显示钩椎关节骨质增生，向侧方隆突，椎间孔变小。

4.交感型

(1)患者常有头痛，枕部痛，头晕，头胀，视物模糊，手麻木发凉，心律不齐，心动过速等交感神经功能紊乱的临床表现。

(2)本型常不单独出现，而与其他型合并存在。

5.混合型　根据以上4型表现而诊断。

四、针灸治疗

(一)毫针法

处方一：风池、肩井、天柱、肩髃、外关、曲池、颈夹脊。

操作：患者正坐，上肢曲肘置于桌上。穴位常规消毒后，用1.5寸30号毫针进针。施以泻法，得气留针20min。针刺颈郎穴位时，在上肢施揉、拿、搓等手法；针刺上肢穴位时，在颈部施㨰、拿、揉、按等手法。

处方二：颈夹脊、养老。

操作：根据症状判定受累神经根的节段选穴，一般取颈5、颈6夹脊。患者正坐，微低头，医者以30号1.5～2寸毫针，以75°角刺入，或旁开夹脊穴0.5寸处以45°角刺入。有抵触感后，针尖向外退出0.3寸，有沉紧感后进行调气，施平补乎泻法，使针感向项、肩、臂传导。针养老时，令患者手向胸，针向内关方向刺入，得气后使针感向腕与肩肘方向扩散。留针 20min，每日 1 次，10 次为 1 疗程。

处方三：中平穴（足三里穴下 1 寸，偏于腓侧）。

操作：患者取坐位，用 28 号 3 寸毫针行直刺法，左肩针刺右下肢中乎穴，右肩针刺左下肢中平穴，双肩针双下肢中乎穴。进针得气后，施以泻法。每次留针 30min，5～10min 行针 1 次。每日 1 次，10 次为 1 疗程。

处方四：①阿是穴。②太溪、太冲、复溜。

操作：实证取第一组穴，进针后提插捻转 2min，施以泻法，不留针；虚证取第二组穴位，施以补法，留针 20min，每 5min 行针 1 次。本法适用于椎动脉型颈椎病。

（二）电针法

处方一：天柱、曲垣，头痛者加风池，手臂发麻者加扶突。

操作：天柱取 2 寸毫针，针尖沿颈椎系列斜向下方分刺，使针感传至肩部。曲垣用 1.5 寸毫针，针尖向肩胛冈侧端斜刺，使针感向周围扩散。进针得气后，将 2 穴接通电针治疗仪，用连续波，留针 20min。针风池时，针尖斜向内上方，使针感传至前额，留针 20min。刺扶突时，针尖向臂丛方向，当针感传至手指之后，轻轻雀啄 3～5 次，随即出针。隔日治疗 1 次，本法除对脊髓型颈椎病无效外，对其他各型有良好效果。

处方二：双侧颈夹脊 5～7，神经根型配外关、曲池；颈动脉型配风池、风府。

操作：进针后，施以提插捻转手法，得气后接电针治疗仪，采用连续波，刺激强度以患者耐受为度。留针 20min，隔日 1 次，5 次为 1 疗程。

（三）温针法

处方：主穴：①天柱、百劳、大杼；②相应颈椎夹脊穴、大椎。配穴：合并肩周炎者加肩三针、肩井；头晕、头痛者加风池、四神聪；放射性上肢麻痛、握物无力者加天宗、曲池、三阳络；久病不愈者加百会、膈俞；腰痛者加肝俞、肾俞。

操作：用 2 寸毫针针刺各穴，得气后在针尾置上 1.5cm 艾条，用火点燃，施灸。四神聪、百会只针不灸。隔日治疗 1 次，6 次为 1 疗程。

（四）穴位注射法

处方一：肩中俞、颈部夹脊。头痛、头昏者配风池、百会、太阳；恶心、呕吐者配风池、内关、丰隆；肩胛、上臂、肘臂疼痛者配肩外俞、天宗、肩贞、臑俞、曲池；上肢及手指麻木者配肩贞、曲池、外关、合谷、后溪；下肢麻木、行走困难者加环跳、阳陵泉、委中、昆仑。

操作：用注射器抽取当归注射液、骨宁注射液、麝香注射液各等量，注入所选穴位，每穴注入 1mL，隔日注射 1 次。

处方二：颈夹脊、风池、大椎、天宗、臂臑、风池、内关、阿是穴。

操作：常规消毒后，用注射器吸入醋酸强的松龙混悬液 25mg，维生素 B_1 100mg，维生素 B_1 2250μg，1%普鲁卡因溶液 10mL，654-2 注射液 10mg 混合均匀，然后注入所选穴位，每穴位入 1.5～2mL，每周 1 次，5 次为 1 疗程。

处方三：颈 6～颈 7 棘突间、颈 7～胸 1 棘突间。

操作：吸取醋酸强的松龙 4mL 与 2%普鲁卡因 4.5mL 混合，在上述部位做封闭。7 天封闭 1 次，3 次为 1 疗程。本法适用于各型颈椎病的治疗。

（五）头针法

处方：主穴取顶中线由前向后刺。颈肩部疼痛者配以络却向百会透刺；颈性眩晕者配额中线由上往下刺；四肢运动或感觉障碍者配病位对侧顶颞前斜线或顶颞后斜线。

操作：选用30号30mm特制平柄毫针，与头面呈15°～30°角快速进针，针尖达到腱膜下层后，将针体平卧，缓插25mm左右，然后用力向外速提，提时针身不弯曲，行针2～3min，留针时间随病情而定，可稍长，但不宜超过24h。

（六）穴位挑刺法

处方：颈、背部的“党参花样”皮损变部位。

操作：先用2%的奴夫卡因0.2mL注射在花斑中央成一皮丘，然后常规消毒后挑破表皮，用特制挑刺针挑断浅表皮肤纤维丝。挑纤维丝时，针尖横贴皮肤平刺，先平行向前滑动，再将针轻轻上抬，把纤维丝挑起拨断，并把这个点的纤维丝挑净。每次选挑3～4个花斑。其中1个须选择在颈椎体上。每隔5天挑治1次。

（七）穴位埋线法

处方：双侧夹脊颈5和夹脊颈7。

操作：患者取俯伏坐位，局部常规消毒后，进行局部麻醉。选用0号络刺羊肠线3cm，穿入9号腰椎穿刺管中，快速垂直进针，针尖达皮下组织及斜方肌之间时，立即将针以15°角向枕部透刺，产生较强针感后按常规将羊肠线埋入。出针后用于棉球压迫针孔片刻。埋1次即为1疗程。15日后再行第二次埋线。

（八）耳压法

处方：脑、颈椎、枕、颈、神门、肝、肾。肩背酸困者加锁骨、肩关节；手指麻木者加腕、指。

操作：用王不留行籽，以小块胶布贴于上述耳穴，每穴按压1min，每日按压3～4次，3日贴1次，连贴1个月。

（九）火针法

处方：大椎、阿是穴，相应夹脊穴。肩周及上臂疼痛加肩髃、曲池；前臂痛或手指麻木加手三里、外关、合谷。

操作：将所选穴位做好标记，消毒后，将6～9号缝衣针用止血钳夹持，于酒精灯上将针尾部分烧红，然后快速点刺，出针后即用消毒棉球压迫针孔，阿是穴可每处刺2～4针，针距0.2寸，深度以0.2～0.5寸为宜，每次点刺不宜超过12针。本法适用于治疗神经根型颈椎病。

（十）磁圆针法

处方：①素髎沿督脉至命门；②攒竹向后沿膀胱经第1侧线至肾俞，再从攒竹处膀胱经第2侧线至志室；③瞳子髎沿头部胆经路线至肩井；④伴有手臂麻木、疼痛者，肩臂部诸经由上向下叩击。

操作：以磁圆针循经叩打，头部轻叩，颈、手臂、肩背重叩。每条线路叩击5～7遍，最后重叩颈部双侧臂丛2下，叩击时手臂就出现麻感。

五、推拿治疗

1.提阳旋转法

操作：患者取坐位，医者立其背后，先用拇指和其余四指拿肩井数次，并用手指和掌根部按揉肩中俞数次，再令患者颈部前屈15°～20°，医者双手分别置于患者枕骨两侧，将头部逐渐向上抬起，轻轻左右旋转，幅度不超过45°，左右各3次。然后医者双手食中指分别置于患者颈部两侧，搓揉两侧项肌、前斜角肌、斜方肌和横肩胛肌等，先自上而下，后自下而上，后复10～20次，压痛点处适当加重力量。最后，医者立于患者前面，以双手拇指点揉双侧合谷、缺盆及天宗穴，伴头晕者加按风池、风府。以上手法连续3遍，每周2次，4周为1疗程。治疗同时，可采用DYC自动牵引装置进行间歇性牵引。

2.提伸法

操作:患者取坐位,医者施手法松解患者颈项部肌肉,并嘱患者放松,令其以双手抱住其后枕部,挺胸,然后医者双手从患者腋下穿过往上扶在患者双腕背部,患者头略向后仰,医者用力上提颈椎,一般可听到一串小关节响声。有些患者也可辅以传统斜扳手法,即以一手托住患者下颌,一手托住后枕部,头略后仰,下颌部向一侧略上旋,当医者觉得颈椎小关节已锁住,再轻轻用力向同侧旋转10°,一般可听到小关节响声。左右两侧各做1次。最后用拿法放松颈部肌肉,搓肩关节,做梳头、擦汗动作,并按压其臂臑、曲池、手三里、内关、合谷穴。

3.间歇牵引法

操作:患者取卧位,以颏枕吊带连接微电脑程控牵引床,牵引力线与垂线约呈15°～30°夹角前屈,并输出牵引程序:牵引时间:20～30min;牵引重量:9～14kg;松弛重量:5～7kg;牵引时间:15～20s;松弛时间:10s。每日治疗1次,10次为1疗程,3个疗程后休息2～3周,进行肌力锻炼。

4.按肩搬头法

操作:患者取坐位,两上肢反抱于背后。术者立于后侧,左手按其右肩,右手置于其头顶,用力将颈部向左侧手搬运。然后用同样手法,右手按其左肩,左手置其头顶将颈部向右侧搬运。两侧交替进行。每次搬8～12次,7日为1疗程。本法适用于椎动脉型。

5.颈型捏揉扳转法

操作:让患者端坐于治疗凳上,施术者先用一手按扶于患者头顶固定,用另一手与其余四指相对着力,反复捏揉颈部两侧肌肉,对其风池穴,天柱穴进行重点捏揉,反复3～5遍。再用拇指端着力,反复点揉风府穴、哑门穴及大椎穴等。再用双手着力,反复捏揉两侧颈肩部,并拿揉两肩井穴。再用一手按于头顶,另一手托住下颌,双手协同用力,反复旋摇头颈部数次后,再用寸劲扳转颈椎;然后,双手交换位置,再以同样方法向对侧扳转。扳转手法应慎重,不可用力过猛,更不能勉强用力扳拧,以免发生意外。最后,再用放松手法捏揉颈肩部。

6.根型点揉镇痛法

操作:让患者端坐于治疗凳上,施术者站其身旁,先用手捏揉颈项两侧肌肉,促使其放松,反复3～5遍。再用拇指端着力,反复点揉风府、风池、天柱、大杼、肩中俞、大椎等穴;再点揉天宗、曲垣、风门、肺俞等穴;再点揉缺盆、肩井、云门、肩髃等穴。再用中指着力,抠拨腋窝中极泉穴及青灵穴;再用拇指着力,抠拨曲池、曲泽等穴,同时用中指着力,抠拨少海穴等。再用拇指与中指相对着力,反复捏揉内外关穴,再掐合谷穴等。再反复捏揉颈肩及上肢部肌肉3～5遍,促使肌肉放松。再用双手合抱于患者颊部,用力向上端提牵拉颈椎,同时进行前屈,后仰,左右侧屈,和反复左右旋转摇动颈部。最后,用拍子拍打颈肩及上肢部,反复3～5遍,如无拍子也可用半握拳或虚拳进行拍打。

7.提项旋转法

操作:先施准备手法,使患者局部放松,以一手托住患者下颌,一手托住患者后枕部,让患者头部呈自然位。先轻轻左右摇晃,然后托提头部向上并逐渐加大转动范围,先向一侧旋转,接近限度寸以适当力度继续旋转5°～10°,一般可闻及小关节弹响之声,患者多有一种解除绞锁的轻松感。施手法时,应尽量使患者肌肉放松,旋转速度不宜过快,并且在上提力量的基础上做颈项旋转。

8.提端摇晃法

操作:患者正坐,术者立其背后,双手分开,拇指顶住枕部和风池穴,其余四指托下颌部,双手向上提端。同时手腕立起,使前臂用力下压患者肩部,而端提颈部双于腕做回旋运动6～7次,在持续端提下做颈前屈、后伸各1次,将患者头部在屈曲时旋转至左(右)侧。

第二节　颈肌痉挛

一、概述

颈肌痉挛俗称落枕，是急性单纯性颈项强痛、肌肉僵硬、颈部转动受限的一种病症，是颈部软组织常见的损伤之一，多见于青壮年，男多于女，冬春季发病率较高。轻者4～5天可自愈，重者疼痛严重并向头部及上肢部放射，迁延数周不愈，且易反复发作。此病针推疗效确切、迅速。颈肌风湿，颈肌劳损，颈椎病变等，均可引起颈肌疼痛与痉挛，落枕为单纯的肌肉痉挛，成年人若经常发作，常系颈椎病的前驱症状。

二、病因病机

本病多因颈部肌肉过度疲劳，或感受风寒，或夜间睡眠姿势不当，或枕头高低不适，使颈部肌肉遭受较长时间的牵拉而发生痉挛，部分由于颈部扭挫伤所致。而老年患者多与颈椎骨质增生或椎间盘变性有关。由于感受风寒，或筋脉挫伤，或夜卧过于熟睡，姿势不当，致使气血运行不畅，筋脉拘挛而成本病。

三、临床表现和体征

(一)症状

(1)颈项相对固定在某一体位，某些患者用一手扶持颈项部，以减少颈部活动，可缓解症状。

(2)颈部疼痛，动则痛甚。

(3)颈部活动明显受限，如左右旋转、左右侧弯、前屈与后伸等活动。

(二)体征

(1)颈项活动受限，颈部呈僵硬态，活动受限往往限于某个方位上，强行使之活动，则症状加重。

(2)肌痉挛伴压痛，胸锁乳突肌痉挛者，在胸锁乳突肌处有肌张力增高感和压痛；斜方肌痉挛者，在锁骨外1/3处，或肩井穴处，或肩胛骨内侧缘，有肌紧张感和压痛；肩胛提肌痉挛者，在上四个颈椎棘突旁和肩胛骨内上角处，有肌紧张感和压痛。

四、鉴别诊断

落枕是一种急性发作的症状，多在睡眠后出现一侧颈项部疼痛，局部僵硬并有明显压痛，头颈活动受限。临床上常需与下列疾病加以区别。

(1)颈椎半脱位：往往有外伤史和肩部负重史，临床表现为颈项疼痛，颈椎旋转活动明显受限。可摄颈椎张口位片证实，常见有环枢关节半脱位。

(2)颈椎病：反复落枕，起病缓慢，病程长。因颈椎关节不稳而引起，常伴有椎间隙狭窄，骨质增生，需摄颈椎双斜位片或正位片证实。

(3)颈椎结核：有结核病史和全身体征，如低热、消瘦、盗汗及疲乏无力等，多发于儿童及青壮年，需摄颈椎正侧位片证实。

五、针灸治疗

(1)治则：疏风散寒，活络止痛，以督脉及手足三阳经为主。

(2)主穴：天柱、后溪。配穴，外感风寒，配大椎、风池、外关，用泻法；筋脉损伤，配阿是穴，或相应夹脊穴。

(3)方义：颈项部为手足三阳经之所过，显露于体外，又是头部转动之枢机，极易为风寒所侵袭，或因姿势不当而伤筋。古人认为，太阳为开而主表，故以手足太阳经的天柱、后溪为主穴，以疏解在表的外邪，配合督脉经要穴大椎、手足少阳经的风池、外关，可以疏散风寒，使邪从表解；若因筋脉受损，使局部气血受阻，不通则痛，当按“以痛为俞”的原则，选取阿是穴或相应夹脊穴，可以通络止痛，使气血流畅，筋脉得舒。

六、推拿治疗

(1)治则：舒筋活血，温经通络，理顺肌筋。

(2)主要手法：一指禅推法、㨰法、按法、揉法、拿法、拔伸法、擦法等。

(3)常用穴位及部位：风池、风府、风门、肩井、天宗、肩外俞等。

(4)操作：①患者取坐位，医者立于其后，用轻柔的㨰法、一指禅推法，在患侧颈项及肩部施术，约 3～5min。②用拿法提拿颈椎旁开 2.5 寸处的软组织，以患侧为重点部位，并弹拨紧张的肌肉，使之逐渐放松。③嘱患者自然放松颈项部肌肉，术者左手持续托起下颌，右手扶持后枕部，使颈略前屈，下颌内收，双手同时用力向上提拉，并缓慢左右旋转患者头部 10～15 次，以活动颈椎小关节。摇动旋转之后，在颈部微前屈的状态下，迅速向患侧加大旋转幅度，手法要稳而快，手法的力度和旋转的角度必须掌握在患者可以耐受的限度内。④术者按揉风池、风府、风门、肩井、天宗、肩外俞等穴，每穴 30～60s，手法由轻到重；然后再轻拿颈椎棘突两侧肌肉，最后可在患部加用擦法治疗。

七、其他疗法

刺络拔罐：先在颈项部轻叩梅花针，使局部皮肤发红、充血，再拔火罐 3～5 个，每天 1～2 次。

第三节　胸胁迸伤

胸胁迸伤是指胸胁部岔气迸伤，为临床常见多发病之一。本病多由外伤、暴力的撞击或挤压，但又不足以使肋骨骨折时，所形成的胸胁部气机壅塞、胸部扳紧掣痛、胸，闷不舒的一种病症，俗称“岔气”。

一、病因病理

胸廓包括胸段脊柱、肋骨、肋软骨与胸骨及其连结组织。胸廓诸骨的连结比较复杂，胸廓大部分由 12 对肋骨构成，另外，还有一部分骨骼与软骨和结缔组织直接连结，包括肋椎关节、胸肋关节、肋软骨间关节、肋骨与肋软骨的连结和胸骨间的连结。此外，还有胸壁固有肌和肋间肌，其功能有保护胸腔内的脏器不受伤害，协助运动和支持身体等功能。

胸胁部迸伤，多因外伤或迸气用力提拉托举、搬运重物、扛抬负重时，姿势不良，用力不当，旋转扭挫，筋肉过度牵拉而产生损伤，导致胸壁固有肌肉的撕裂伤、痉挛或肋椎关节半脱位，滑膜嵌顿，从而使气机阻滞，经络受阻，壅塞横逆，不通则痛。因此，迸伤多以伤气为主，严重者可由气及血，产生气血两伤。

二、临床表现

患者一般都有明显的外伤史，受伤后即出现一侧胸胁部疼痛、肩背部疼痛，咳嗽或呼吸时疼痛加重，疼痛范围较广而无定处。轻者软组织损伤较少，破裂处虽有少量渗血，但很快即凝结而渐渐吸收，故痰中不带血。较重者由于软组织损伤较重，破裂之处出血往往随着呼吸道分泌物排出，而出现咯血或痰中带血。体检胸部常无明显压痛点，呼吸音减弱，其他无阳性所见，X 线拍片多无异常发现。

临床上属伤气者，痛时走窜不定，局部无明显压痛，呼吸、说话时有牵掣性疼痛，甚者不能平卧，不敢俯仰转侧。由气及血，气血俱伤型者，痛有定处，局部瘀肿，胸中刺痛，胀闷气急，痰中带血，以手护胸。肋椎关节半脱位的患者，其受累关节处可有小范围的压痛。胸壁固有肌群撕裂或痉挛，在相应的肋间隙可见肿胀、压痛、肋间隙稍窄等现象。此外，若胸壁附着肌拉伤、劳损，亦可出现损伤部位的明显肿胀，局部明显压痛。

三、诊断要点

(1)患者一般部有明显的外伤史。

(2)受伤后即出现一侧胸胁部疼痛、肩背部疼痛，咳嗽或呼吸时疼痛加重。

(3)伤气型患者常不能明确指出疼痛部位，胸闷不适，隐隐窜痛，或在局部伤处可有小范围的压痛。气血两伤型患者可见损伤部位有青紫瘀斑和肿胀，痛有定处，压痛明显，拒按。

四、针灸治疗

1.毫针法

处方一：主穴后溪；配穴期门、阳陵泉。

操作：取患者健侧后溪穴(如用同侧亦有效)，快速进针 1～1.5 寸左右，此时患者大多有胀麻等感觉。医者随即用捻转提插手法行针，并嘱患者由小范围逐渐到大范围，由慢渐快地活动患部，使疼痛或牵掣感消失或显著减轻。后留针 20min，留针期间照上法行针 2～3 次，至胸胁可随意活动或活动较为便利时出针。

处方二：患侧肩井、阳陵泉、列缺、合谷。

操作：先针肩井、阳陵泉、列缺，留针 10min 后再刺合谷。均用重提轻插的泻法。每日 1 次，7 次为 1 疗程。

处方三：鱼际。

操作：病情轻者取患侧，重者取双侧。选用 2 寸长毫针，使针体与皮肤面之间呈 90°角，迅速刺入皮下，直刺 0.8 寸，得气后施以捻转泻法。在施行手法达到一定刺激量的同时令患者深呼吸，用力咳嗽，左右摆动两臂，以达到行气血、通经络的目的。每次留针 15～30min，每隔数分钟行针 1 次。每日或隔日 1 次，5 次为 1 疗程。

2.透刺法

处方：丘墟、照海。

操作：患者仰卧位，嘱其尽量放松，以前后正中线为界，痛偏于左侧者，取右侧丘墟透照海；痛偏于右侧者，取左侧丘墟透照海。常规消毒后，用 2 寸毫针快速垂直刺入丘墟穴，然后将针尖指向照海穴，缓慢捻转插入约.1.2～1.5 寸，在此深度范围内行提插捻转泻法，相当于把该穴分为天地两部。在手法达一定刺激量时，边行针边让患者由浅到深逐渐加深呼吸，并试着由小幅度到大幅度做双臂外展抬举、扩胸耸肩等动作。若感疼痛明显减轻，再嘱其用力咳嗽。留针 30min，留针期间若复感疼痛，则医患重复上述手法动作，否则每隔 10min 行针 1 次，患者重复上述动作。出针后在患处拔火罐 10～15min，同时用 TDP 照射患部。每日 1 次，5 次为 1 疗程。

3.指压法

处方：太冲。

操作：以病侧太冲穴为主，如当时不见效加用健侧太冲穴。以指代针按压该穴，务求“得气”。病程长者用平补平泻，用力以患者能耐受为度；病程短者用泻法，使患者疼痛立即减轻或消失。

4.小宽针法

处方：局部疼痛点阿是穴。

操作：选准疼痛发生部位的中心点，并局部常规消毒。针具小宽针是长、宽、厚各异的六种不同型号剑形钢针。术者根据患者身体胖瘦、年龄大小、肌肉的厚度不同选择使用。如4号针长10cm，宽0.3cm，厚0.16cm，多用于成人腰背胸部穴位的针刺操作。患者取仰卧位于治疗床上，两手背屈压于后背固定。暴露患部，将选准的中心痛点常规消毒后，医者用左手拇指稳准按压，固定中心部位位置，并嘱患者不要活动，医者右手拇指和示指捏住针体，控制进针深度，小指顶住针柄，以中指和无名指扶住针体，针尖与皮肤呈90°垂直角，直接刺入穴位，深达骨膜上，并沿肋骨方向轻轻划动0.5～1cm左右，以划破骨膜为度。然后速用闪火法将玻璃罐扣在针刺的穴位上，约停1min待穴位出血约1mL时即起罐，用消毒纱布拭净，并敷消毒纱布按揉穴位1min，然后沿肋骨方向轻推12次；20天治疗1次，3次为1疗程。

五、推拿治疗

1.宽胸顺气止痛法

操作：让患者仰卧于治疗床上，施术者站其床头前方，先用双手掌着力，反复按摩推揉胸部自上向下7～8遍。再用双手拇指着力，沿任脉、肾经、胃经等经脉，自上向下反复推揉3～5遍，再用双手五指略散开着力，沿肋间隙自中线任脉向两侧反复分推，并边推边向下移动位置，反复3～5遍。再用拇指着力，反复点揉中府、云门、膻中、中脘等穴。再用双手拇指着力，分推膻中穴，分推腹阴阳，各7～8次。再掐揉内关、支沟、点揉大包等穴。本法适用于伤气型胸胁迸伤。

2.理气活血止痛法

操作：让患者仰卧于治疗床上，施术者先用手掌着力，反复按揉胸部受伤之处及其四周5～10min，手法开始宜轻，逐渐酌情加大用力。再用拇指着力，反复点揉中府、云门、膻中、大包等穴，再掐揉内关、外关、支沟、合谷等穴。然后，让患者翻身俯卧，术者站其床头前方，用双手掌呈八字形分开着力，在患者背部自脊柱中线向两侧呈八字形分推，沿两侧肋间隙边分推边向下移动位置，反复3～5遍。再用双手拿揉肩井穴、大杼穴等。再用拇指着力，点揉风门、肺俞、膈俞、肝俞等穴。最后，按揉两委中穴、承山穴等。本法适用于气血两伤型胸胁迸伤。

3.揉搓擐压止痛法

操作：①患者取仰卧位：术者在患者胸胁部充分施以大鱼际揉法，并配合按揉足少阳胆经腧穴。②患者取俯卧位：术者在患者背部膀胱经施用㨰法。③患者俯卧：术者手掌根按于压痛点上，另一手掌根则交叠于其掌背部，以压痛点为中心用力向下按压，如听到有“喀哒”声即可。如无椎旁痛点可寻，常用此法。④患者取坐位：术者在患者背部膀胱经循行部位及双侧胸胁部施以轻快的搓揉手法，从上至下，反复搓揉3～5遍。本法适宜于治疗各种原因引起的胸胁迸伤。

4.平推拍打止痛法

操作：患者正坐，术者先以掌擦法顺肋骨方向平推，顺理肌肉，免除紧张，使其患部肌肉缓松。然后将患者双上肢抬起，屈肘，以双手抱于头部枕后，嘱其深吸气后屏住，尽最大限度挺胸拔背。术者立于患者后侧，双手成空心掌在胸壁上进行拍打10余下，手法可根据疼痛的程度和部位不同或轻或重，或缓或急，一般治疗1次(拍打10余下为治疗1次)便可消除疼痛或症状明显减轻，重者2～3次便可痊愈。

5.弹拨按揉止痛法

操作：①患者取坐位，医者居其侧后，操作时沿背部患侧足太阳膀胱经自上而下用拇指推法推拿，手法轻缓徐徐加重。然后改为掌根推或掌侧擦，以解除肌肉痉挛，顺理筋肉，使患者疼痛减轻。②患者取坐位，医者站其患侧偏前方，以近患者胸前的前臂，从前向后插于患侧腋下。用力将患侧肩部提起，提起后嘱患者用力吸气，用另一手掌根部自上而下地叩击患处，反复数次。③患者坐位，医者站其患侧,一手拇指按揉患侧内关穴,一手弹拨患侧腋下极泉穴,令患者咳嗽,深吸气的同时,双手用力按揉、弹拨,反复数次。④医者双手握住患者患侧的手,由下向内而上地做圆形环转,上旋时令其吸气,落下时令其呼气,连续摇转数次。⑤连续循环数遍后,待患肢肌肉已放松,运动自如时,突然用力把患肢向上提拨。⑥用拇指弹拨压痛点,同时令患者咳嗽,深吸气,弹拨强度要大,可连续数次。⑦患者坐在高低适宜的木椅上,双手扣于项后,医者站其背后,两手从患者腋部伸人其上臂之前,前臂之后,并握住患者前臂下段,同时医者用一侧膝部顶住患处胸椎。嘱患者身体略向前倾,深吸气,医者双手同时做向后上方用力扳动。再搬转肩部左右旋转,在手法操作过程中,常可听到关节移动的弹响声,经上述治疗后,疼痛即可减轻消失,呼吸舒畅。

6.按揉摩擦止痛法

操作:①按揉法:患者仰卧位,术者位于患侧。用拇、示、中指同时分别放置在患侧中府、云门、乳根;再用拇指按揉膻中、日月、章门、大包穴。②摩法:术患体位同前,用于掌放置于患侧胸胁部,施用摩法,反复进行 5～8 次。③擦法:患者取正坐位,术者站于患侧后方,先用拇指按压患侧胸胁部的疼痛点及肝俞、胆俞穴,使患者有酸胀感,再将五指分开,分别置于肋间隙,且顺沿肋骨向下,施行擦法,反复擦 5～8 次。④拿法:术患体位同前,用拇指和其他四指拿患侧窝前壁与后壁,反复拿 5～8 次。⑤一指禅推法:患苦取正坐位,术者位于患者身后,用拇指在患侧背部的膀胱经施一指弹推法,反复 5～8 次。

7.点穴舒筋通终法

操作:①点穴止痛:患者取坐位或俯卧位,术者双拇指按压双侧内关或阳陵泉,待疼痛缓解后再进行下列治疗手法。②舒筋通络:若损伤在背部,患者取俯卧位,掌揉损伤周围及局部。若损伤在胸部两侧,患苦取坐位,医生站于患者身后,两手置于患者腋下,沿胸壁做往返摩擦按推运动。③整复错位:扩胸牵引扳法,胸椎对抗复位法,是调整胸椎后关节错位的有效手法。此外,掌按法也是治疗胸椎后关节紊乱的有效手法。操作方法:患者俯卧,医生立于床边,以两掌根按压于背部正中与偏歪棘突相应的水平上,先嘱患者深吸气,再嘱患者呼气,在患者呼气的同时,医生两手向下按压,促使患者尽量呼气,在患者呼气末,瞬间用力向下按压,听到弹响,即表明复位。复位后症状可明显减轻,甚至完全消失。

8.揉摩推理止痛法

操作:①揉摩患胁:患者取健侧侧卧位,医者站立患者头前,双手在患胸胁部由上至下施行摩、揉、推、搓法,以皮肤微红发热为度,②点按经穴:医者站于患者胸前,拇指点压膀胱经穴 2 遍,取章门、期门、至阳、肝俞、胸乡、天溪、大包、食窦、支沟、太冲、合谷、尺泽、渊液、辄筋、日月、膻中、京门、气户、带脉等穴,用拇指、中指点、按、揉之。点穴必须使患者有酸、麻、胀、重的得气感。病重者手法宜轻,病情好转时,可略加重手法。再用双拇指或示指顺胁间施擦法 5 次左右。继之医者用力将气运达于两手指掌,使之发出热力,放射到患处。再用双手鱼际在胸背两侧同时施行震颤法,以舒气散瘀,恢复机能。手法以患区为重点,上下做诱导;由点到线,由线到面,先轻后重,先慢后快。③推理胸壁:患者取坐位,医者居其侧后,一手抬起患侧上肢让胸壁被动展开。另一手稍用力向胸外侧疏理 2～3 遍。再用掌根或鱼际自腋部向下推理胸壁 3～4 遍,在推理同时嘱患者咳嗽。手法要轻缓,逐渐加重。顺理筋肉,使瘀滞消散,解痉镇痛,经脉复元,使患者神情平稳。④患者坐于矮凳上,医者双手把住患者双肩,一脚蹬患者所坐的凳上,膝盖顶住患者背部,嘱患者吸气后憋住,医者迅速向后拉肩 2 次,拉力要均匀,不宜过猛,之后医者站于患者患侧前方,双手紧握患侧手指,使其手掌向内,由下向内而上地连续做圆形环转,幅度毋需过大,连续循环数圈,待患肢肌肉放松,运转自如时,用力将患肢向上提拔,此法可重复 1～2 次。⑤患者取坐位,医者站于患侧偏前方,接近患者前臂，从前向后插入患者腋下，发力将患肩部提起，提足后嘱患者吸足气，用另一手掌根自下而上叩击患侧胸壁肋部1～2遍，叩击频率稍快，有节奏感，力要轻不宜重，最后用掌根或鱼际轻擦肋部结束。

第四节　外伤性截瘫

一、概述

外伤性截瘫是因脊髓受外界暴力袭击，引起骨折或脊椎间盘脱位，尤多见于胸椎、腰椎的压缩性骨折、粉碎性骨折或合并脱位后脊髓受损。

根据脊髓损伤平面的高低，分为高位和低位两种。损伤在颈膨大以上平面者，出现上肢和下肢均瘫痪，称为高位性截瘫。损伤在颈膨大以下者，仅出现下肢瘫痪，称为低位性截瘫。

由于损伤程度的差异，一般分为①脊髓震荡，病损较轻，无器质性损害，预后良好。②脊髓挫裂伤，损伤较重，可部分恢复，部分成为永久性伤害，出现一系列继发性症状。③脊髓断裂，脊髓成为完全性横贯性损害者，其运动、感觉、反射及括约肌功能均丧失，很少有恢复的希望。

外伤性截瘫古代称为“体惰”(《灵枢经·寒热病》)。近代多根据其肢体无力，肌肉萎缩而按“痿证”论治。

二、病因病机

本病多因跌仆刀伤造成，开放性脊髓损伤多因战祸枪炮刀伤造成，闭合性损伤每因暴力袭击、土崩塌方、不慎跌仆、高处跌下、婴儿产伤等。脊髓位于督脉，督脉总督诸阳经，脊髓损伤，督脉瘀阻，气血不通，阳气不达四肢，故见四肢麻木不仁，萎废不用；若清阳不升，则浊阴不降，可致二便失调。

三、诊断要点

(一)病史

有明显的外伤史，应详细询问脊髓损伤的部位、暴力的性质、方向、大小，有否其他合并伤。

(二)脊髓不同节段损伤的诊断

1.上颈髓(颈1～颈3)　病损平面以下感觉障碍，四肢呈上运动神经元性瘫痪，上肢可以肌肉萎缩，下肢为痉挛性，腱反射亢进，严重者可出现后颅窝症状，如眩晕、眼球震颤、共济失调、发音和吞咽困难，舌肌萎缩，甚至呼吸困难而危及生命。

2.中颈髓(颈4～颈6)　病损平面以下感觉障碍，肩胛带和上肢肌肉无力、萎缩，类似上干型臂丛神经麻痹，病损在颈5～颈6时，肱二头肌反射消失，而肱三头肌反射正常或亢进。

3.下颈髓(颈7～胸1)　病损平面以下感觉障碍，上肢屈肌功能保存而伸肌瘫痪，手部小肌肉萎缩，腕部、手指伸肌麻痹，并肌肉萎缩而呈爪型手。颈8～胸1的损伤类似下干型臂丛神经麻痹，肱三头肌反射消失，而肱二头肌反射可正常。

4.上胸髓(胸2～胸4)　感觉障碍水平比实际病灶部位偏低，双下肢瘫痪，大小便障碍，下肢腱反射异常，由于肋间肌麻痹，病者呈腹式呼吸，言语费力。

5.中胸髓(胸5～胸8)　除感觉障碍水平比上胸髓低外，其余临床症状和体征与上胸髓病损大致相同。

6.下胸髓(胸9～胸12)　临床表现与上胸髓损伤大致相同，但感觉障碍水平较低。当病变在胸8以下、胸11以上时，由于腹直肌上半部肌力正常而下半部无力，故检查时出现比弗氏征阳性

(患者仰卧时用力抬起头部，检查者用手压住患者头部，则可见脐孔向上移动)。上腹部腹壁反射正常，而中、下腹壁反射消失。

7.腰髓(腰1～骶2)　当腰1损伤时，下肢呈痉挛性瘫痪，平面以下感觉完全丧失，二便失控；腰2以下损伤则呈弛缓性瘫痪。当腰2～3损伤时，引起髋部屈曲、内收和伸小腿运动麻痹。膝反射消失；腰4～5损伤时则屈髋、大腿内收及伸膝均有力，患者可以站立，但走路呈摇摆步态，下肢后部、小腿前部和鞍区感觉消失。当病变位于腰5～骶2水平时，踝反射减低或消失，而膝反射可以正常，腰髓损伤不影响腹壁反射。

8.脊髓圆锥(骶3～尾节)　病损时肛门和生殖器周围皮肤感觉减退或丧失，呈鞍状分布，臀肌可以萎缩，大小便功能障碍，阳痿，肛门反射及海绵体反射消失，但下肢运动可无明显障碍。

9.马尾神经损伤　双下肢可呈不完全性弛缓性瘫痪，下肢感觉和运动障碍多不对称。若马尾神经完全撕裂，则损伤平面以下感觉、运动和反射完全消失，膀胱不能自主排尿，可呈无张力性膀胱。

(三)辅助检查

1.X线照片　X线照片可见椎体移位、椎管变小、骨折征象，椎间隙变窄等。

2.肌电图检查　肌电图可见肌纤维震颤电位、丛形电位等。

3.脊髓CT断层摄影　脊髓CT断层摄影对本病诊断有重要意义。

四、针灸治疗

1.治则　早期宜活血祛瘀，疏通经络；后期宜补益脾肾。以督脉、夹脊穴及手足三阳经为主。早期多用泻法，刺络法或刺络拔罐法，后期宜用灸法或温针灸。

2.主穴　损伤脊髓邻近夹脊穴及相应督脉经穴。配穴：上肢瘫痪，配风池、天柱、大椎、肩髃、臂臑、曲池、合谷、手三里；下肢瘫痪，配环跳、髀关、伏兔、风市、阳陵泉、绝骨、足三里、丘墟、解溪；大小便失控，配八髎、关元、气海、中极、三阴交。

3.方义　外伤性截瘫属督脉损伤，督脉为阳脉之海，故督脉受损常致肢体瘫痪，治疗当以督脉及与督脉相邻近的夹脊穴为主，以疏通督脉经气，若病损在上肢者取手三阳经穴位为主，病损致下肢瘫痪者取足三阳经为主，若阳损及阴，出现下焦气化功能失调，以致二便失司，则配用任脉及下腰部穴位，以调和下焦阴阳，疏通二便，升清降浊。

五、基本推拿治疗

1.治则　活血通络，濡养经筋。

2.主要手法　一指禅推法、㨰法、按法、擦法、拿法、揉法、搓法。

3.常用穴位及部位　颈背部，多取颈夹脊穴、胸腰部夹脊穴、大椎、肺俞、肝俞、脾俞、肾俞以及膀胱经第1侧线；上肢部，多取肩髃、肩髎、曲池、尺泽、手三里、外关、合谷、肩关节、肘关节、腕关节、指关节等；下肢部，多取环跳、秩边、足三里、阳陵泉、委中、承山、解溪，髋关节、膝关节、踝关节以及下肢足阳明经循行部。

4.操作

(1)颈背部：患者取俯卧位，先在颈背部脊柱两侧夹脊穴施以一指禅推法，自上而下操作5～10min；然后改用点按法操作，来回2～3遍，同时配合点按大椎、肺俞、脾俞、肝俞、肾俞；接着自颈向下至腰骶部，在脊柱两侧，用㨰法来回操作2～3遍；最后用擦法循颈背足太阳膀胱经第1侧线及夹脊穴操作，以透热为度。

(2)上肢部：患者取坐位，瘫痪严重者取仰卧位，用㨰法先施于肩关节周围组织；然后自上而下在上肢的内侧及外侧进行治疗，同时配合肩、肘、腕及指间关节的被动活动；接着点按肩髃、肩髎、曲池、曲泽、手三里、外关、合谷 3～5min；最后用拿法或搓法自肩部施术至腕部，往返 2～3 遍。

(3)下肢部：患者先取俯卧位，用㨰法自臀部沿大腿后侧至小腿部，来回 2～3 遍，接着点按环跳、秩边、殷门、委中、承筋、承山、昆仑 3～5min，以酸胀为度；患者再取仰卧位，用㨰法自双下肢髂前上棘向下沿大腿前缘至踝部操作 2～3 遍，同时配合髋、膝、踝关节的被动伸屈活动，并点按伏兔、足三里、阳陵泉、解溪 3～5min，最后用搓法从大腿至小腿部，来回 2～3 遍，结束治疗。

5.随症加减　有小便失禁时，应加点按关元、气海、中极、肾俞、膀胱俞、三阴交。有大便障碍者，加点按天枢、气海、足三里、支沟等穴。

六、其他疗法

1.艾灸　取脊髓损伤平面的督脉经穴及夹脊穴为主，直接灸或隔姜灸，每次 4～6 穴，每穴 3～5 壮。

2.穴位注射　按上述取穴方法选穴，以丹参注射液、当归注射液、血栓通注射液或肌内注射液，每次选 2 穴，每穴注射 2mL，每天或隔天 1 次，交替使用。